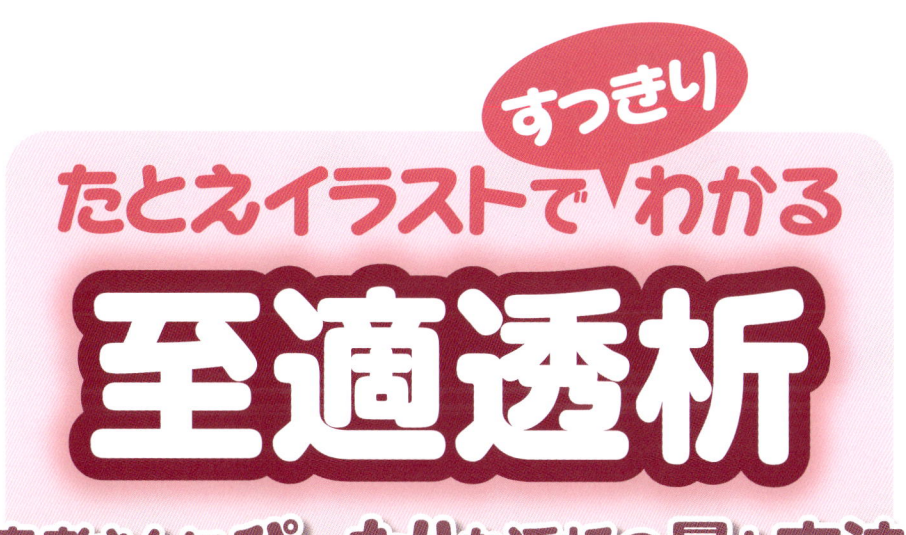

たとえイラストで すっきり わかる
至適透析
患者さんにぴったりな透析の量と方法

編著 中井 滋
藤田保健衛生大学医療科学部
臨床工学科教授

杉山 敏
社会医療法人名古屋記念財団
金山クリニック院長

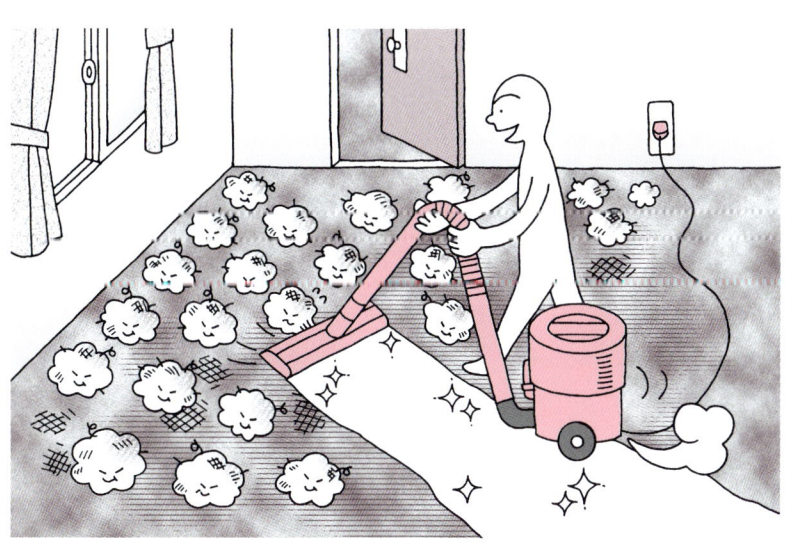

MCメディカ出版

はじめに

　本書の企画は『透析ケア』11巻1号（2005年刊行）に中井が寄稿した特集中の総説「透析量はどのように決め、どのように評価するの？」にまで遡ります。これは透析量の考え方を手描きイラストを交えて解説したもので、本書「第1章」の原型といえます。この総説のエッセンスは、それまで自分が患者会やスタッフに対して行ってきたセミナーの中で、自分なりに考えた解説にありました。

　この総説は幸い良い評価をいただけたようで、『透析ケア』14巻2号（2008年刊行）の特集「イラストとたとえでわかる！ 透析の量と方法」のプラン依頼につながります。当初は特集を分担執筆する企画でしたが、先の総説を書いて以来、「透析量の解説をまとめてみたい」と思っておりましたので、思い切って中井1人ですべて執筆させていただくことにしました。大変でしたが、編集部のアシストのおかげで満足いく内容にまとめることができました。「よい企画をいただき、編集部には感謝しております。めでたし、めでたし…」と、自分としては終わったつもりでした。

　なので今回、2008年の特集に加筆して1冊の書籍にまとめるという企画には、いささかたじろぎました。あの特集でアイデアはすべて吐き出してしまい、まるで"The End of Evangelion"を作り終えた庵野監督のように「引き出しが空っぽ」になっていたからです。「新劇場版　じゃなくて、単行本なんて無理だっ！」と当初は思いました。ですが、幸いにして臨床経験豊富な杉山敏先生と高山公洋先生にお助けいただけることになり、なんとか本書をまとめ終えることができました。両先生には本当に感謝しております。

　本書が皆様の日常診療の一助となることを心より願っております。

　　　　　　　　　　　　　　　　　　　　　　2013年5月　中井　滋

CONTENTS

はじめに……3
編集・執筆者一覧……6

第1章 透析の量について考えよう

1. 至適透析とは？……8
2. 血液透析患者の透析量（Kt/V）とは？……10
3. 腹膜透析患者の透析量（Kt/V）とは？……20
4. 透析量を上げるにはどうすればよい？……23
5. 透析量を上げるとどうなるの？……27
6. 透析の膜とクリアランスの関係は？……30

確認テスト●34

第2章 透析の方法について考えよう

1. 透析療法で利用される原理……40
2. 血液透析（hemodialysis；HD）……46
3. 血液濾過（hemofiltration；HF）……48
4. イーカム（extracorporeal ultrafiltration method；ECUM）……50
5. 血液透析濾過（hemodiafiltration；HDF）……51
6. 血漿交換療法（アフェレシス、apheresis）……53
7. 二重膜濾過血漿分離交換法（double filtration plasmapheresis；DFPP）……55
8. 血漿吸着療法（plasma adsorption；PA）……56
9. 直接血液灌流法（direct hemoperfusion；DHP）……57
10. 腹膜透析（peritoneal dialysis；PD）……58

確認テスト●60

第3章 透析の時間・回数について考えよう

1. なぜ血液透析は週3回が標準的なの？……64
2. なぜ血液透析は1回4時間が標準的なの？……70
3. 長時間透析と短時間頻回透析ではどう違う？……75

確認テスト●81

第4章 透析の場所について考えよう

1. 生活の視点から治療の場をとらえ直してみよう……86
2. 在宅透析の2つの方法——その利点と欠点……88

コラム｜治療の場は旅先にも……旅行透析の手順を知ろう……94

確認テスト●95

第5章 透析導入時期について考えよう

1. 慢性腎不全とその原因……100
2. 慢性腎不全の進展とその評価……108
3. 慢性腎不全の症状と腎代替療法……114
4. 腎代替療法とその準備……121

確認テスト●127

第6章 具体的症例から患者にぴったりな透析について考えよう

1. ケース1 透析中に血圧低下を起こす症例……135
2. ケース2 高血圧を呈し始めた症例……140
3. ケース3 貧血が進行する症例……144
4. ケース4 強いかゆみを訴える症例……148
5. ケース5 下肢のだるさ、イライラ・不快感を訴える症例……152
6. ケース6 骨関節痛が強い症例……155
7. ケース7 透析が始まると頭痛が起きる症例……159

確認テスト●163

第7章 理想の透析とは？ について考えよう

1. 日本透析医学会調査による生命予後因子……168
2. 生命予後か？ QOLか？……176
3. 理想の透析とは？……184

確認テスト●188

INDEX……190

編集・執筆者一覧

編集　中井　滋 ● なかい しげる
　　　　藤田保健衛生大学医療科学部臨床工学科教授

　　　　杉山　敏 ● すぎやま さとし
　　　　社会医療法人名古屋記念財団金山クリニック院長

執筆　第1章・第2章・第3章・第4章・第7章
　　　　中井　滋 ● なかい しげる
　　　　藤田保健衛生大学医療科学部臨床工学科教授

　　　　第5章
　　　　杉山　敏 ● すぎやま さとし
　　　　社会医療法人名古屋記念財団金山クリニック院長

　　　　第6章
　　　　高山公洋 ● たかやま きみひろ
　　　　社会医療法人名古屋記念財団金山クリニック副院長

第1章

透析の量について考えよう

1 至適透析とは？

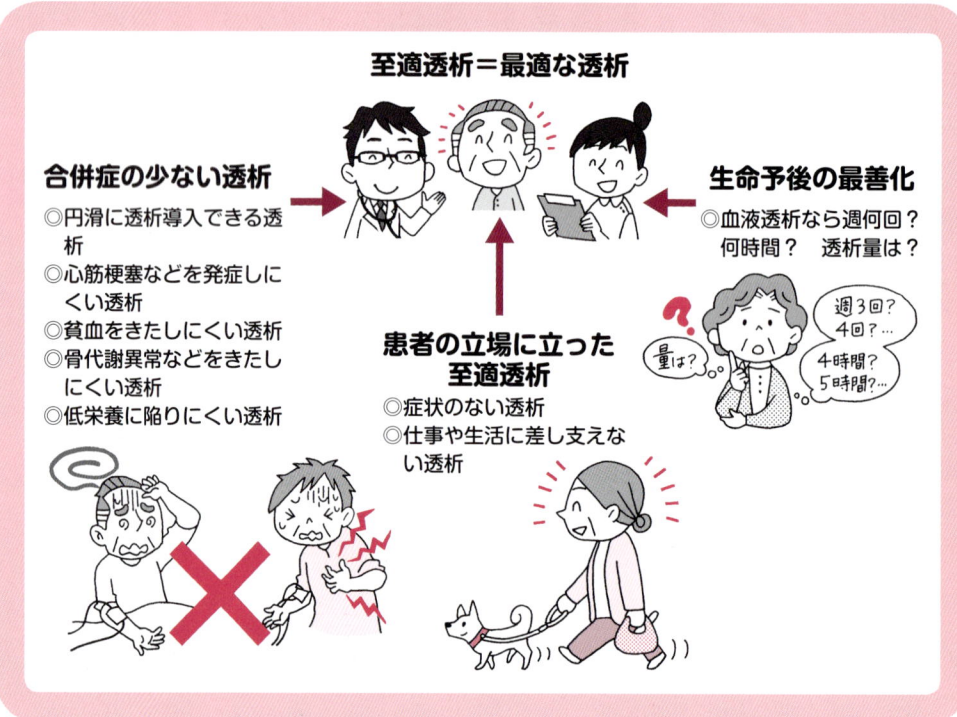

"至適＝最適"な透析とは？

"至適透析"は"最適な透析"といい換えることができます。ですが、何をもって"最適"とするかは、その最適を測る"ものさし"によって異なります。

生命予後を最善化するには？

"最適を測るものさし"として第一に考えられるのは"生命予後の最善化"であると思います。この考え方を適応すれば、"至適透析"とは第一に"生命予後を最善化する透析"となります。したがって、この考え方による至適透析を実現するためには、血液透析であれば、週透析回数や透析時間、あるいは透析量などの透析条件を適切なものにする必要があります。次項以降では、第一に生命予後を最善化するための透析条件について論じています。

合併症を少なくするには？

さて、生命予後の最善化には、合併症がないことも重要な要素です。すなわち"至適透析"には"合併症を発症する可能性のなるべく少ない透析"もその概念に含まれるように思われます。合併症といってもいろいろあります。

腎不全が進行して透析療法を始める透析導入期は、さまざまな合併症を生じやすい時期です。また、維持透析に移行した後もさまざまな合併症を生じます。透析患者には心血管系合併症が生じやすいことが知られています。心循環器系合併症以外にも、貧血や骨代謝に関連する合併症も多く生じます。したがって"至適透析"とは、"円滑に透析導入できる透析"、"心筋梗塞・脳梗塞・脳出血・閉塞性動脈硬化症などを発症しにくい透析"、"貧血をきたしにくい透析"、あるいは"骨代謝異常に起因する合併症をきたしにくい透析"などとしても定義できるかもしれません。

透析患者は透析歴が長くなるにしたがって低栄養に陥っていく傾向があります。であるなら、"低栄養に陥りにくい透析"もまた至適透析の概念に含まれるかもしれません。第5、6章では、透析導入期や慢性維持透析患者に生じるさまざまな問題への対処について論じています。

患者の立場では？

患者の立場に立って考えてみると、また違った"至適透析"のあり方が考えられます。上に記した"医学的至適透析"は、もちろん患者の立場に立っても"至適透析"です。ですが、患者の立場からすれば"症状のない透析"や"仕事や生活に差し支えない透析"もまた、"至適透析"の範疇に入りそうです。

このように、単に"至適透析"といっても、それを見る立場や価値観によってその条件はさまざまに考えられます。第7章では透析患者の"生活の質（QOL）"に関連した知見も踏まえて、至適透析について少しだけ考察しています。

これですっきり！わかるPOINT

- 至適透析とは、生命予後を最善化するための透析である。
- 至適透析とは、合併症が少ない透析である。
- 至適透析とは、患者の生活に差し支えない透析である。

2 血液透析患者の透析量(Kt/V)とは?

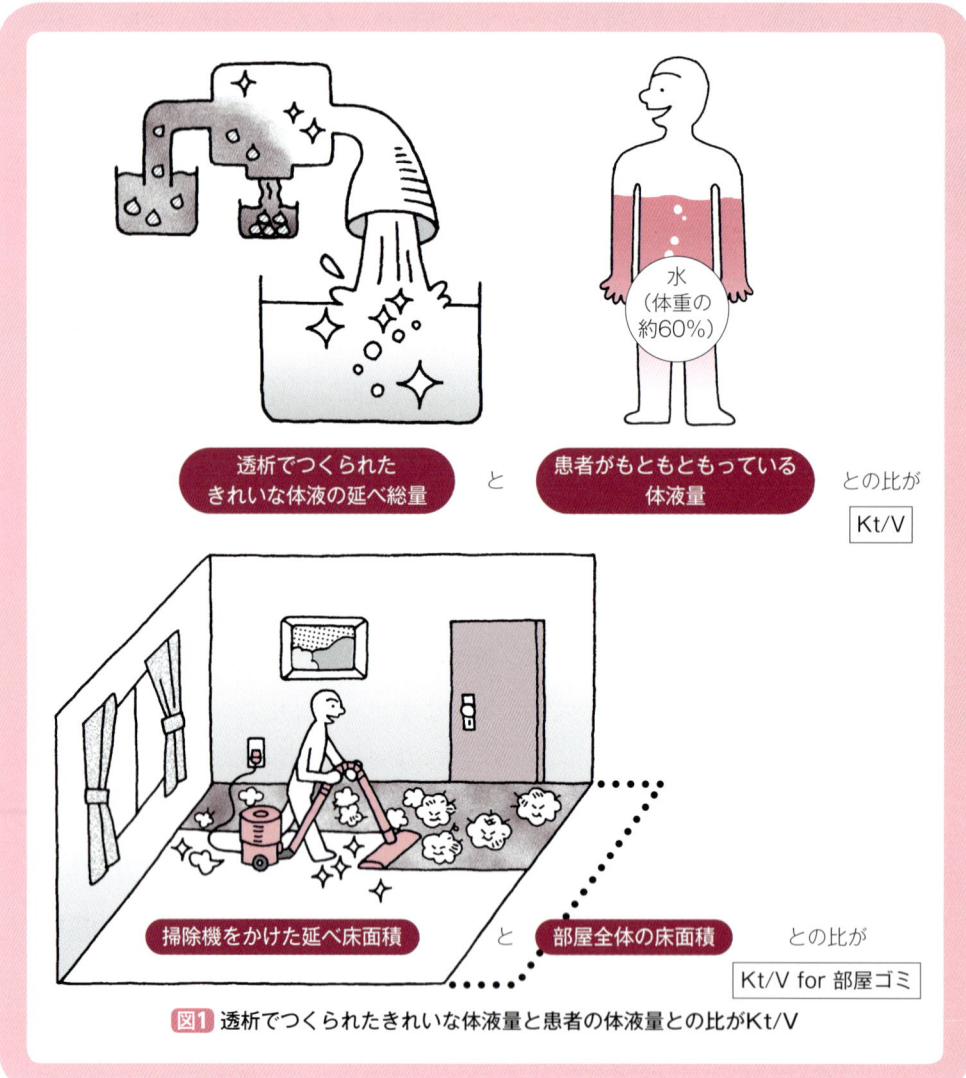

図1 透析でつくられたきれいな体液量と患者の体液量との比がKt/V

"適正な透析"とは?

　ここでは透析療法を"人体から尿毒素を除去する治療"と定義します。そうすると、"適正な透析"とは"尿毒素が人体から適正に除去される透析"となります。

　初期には、適正な透析とは"尿毒素濃度をなるべく低く保つ透析"と考えら

れました。これは、身体に蓄積した尿毒素が人体に害を及ぼすとする考え方に基づいています。"尿毒素の蓄積量÷体液量＝尿毒素濃度"ですから、尿毒素蓄積の改善とは尿毒素の体液中濃度の低下と同義です。すなわち、尿毒素の体液中濃度をなるべく低く維持する透析が適正な透析と考えられていました。しかしその後、一般の臨床では、逆に尿素やクレアチニンなどの尿毒素濃度が高い患者のほうが生命予後がよいことが知られるようになりました。これは"尿毒素濃度が低い透析がよい透析"という考え方だけでは説明できません。

そこで、"体内での尿毒素産生量"と"透析による体内浄化量"を別々にとらえる考え方が登場しました。そして透析による体内浄化が十分なされている透析がよい透析、と考えられるようになりました。この体内浄化の量（＝透析量）を測る指標の1つが Kt/V（ケーティーオーバーブイ）です。

透析量の考え方

毒素が除去された身体に着目

透析量の指標として頻用されるKt/Vの考え方を知るためには、"除去された毒素の量"ではなく、"毒素が除去された身体"に着目するとよいでしょう。たとえるならこれは、部屋の掃除機がけの仕上がりを評価するときに、"掃除機が吸ったゴミの量"ではなく、"掃除機をかけた後の床面"に着目し、評価することに似ています。そこでこれを、"部屋ゴミ掃除モデル"と名づけることにします。

なお、先ほどから毒素といっていますが、Kt/Vは"尿素"に関する透析量の指標です。尿素は体中の水分にほぼ均一に分布するため、透析中の濃度変化を数学的に考えやすいのです。

Kt/Vの考え方

ではここで、透析療法を「"毒素で汚れた体液"を原料として"毒素をまったく含まないきれいな体液"をつくる治療」と考えてみましょう。そうすると、"毒素なし体液"をたくさんつくることが、すなわち"たくさん透析した"ことになります。透析によってつくられた"毒素なし体液の量"はクリアスペースと呼ばれます[1]。"毒素なし→クリア"、"体液の量→スペース"というわけです（図2）。

これを"部屋ゴミ掃除モデル"で考えるなら、"掃除機をかけること（≒透

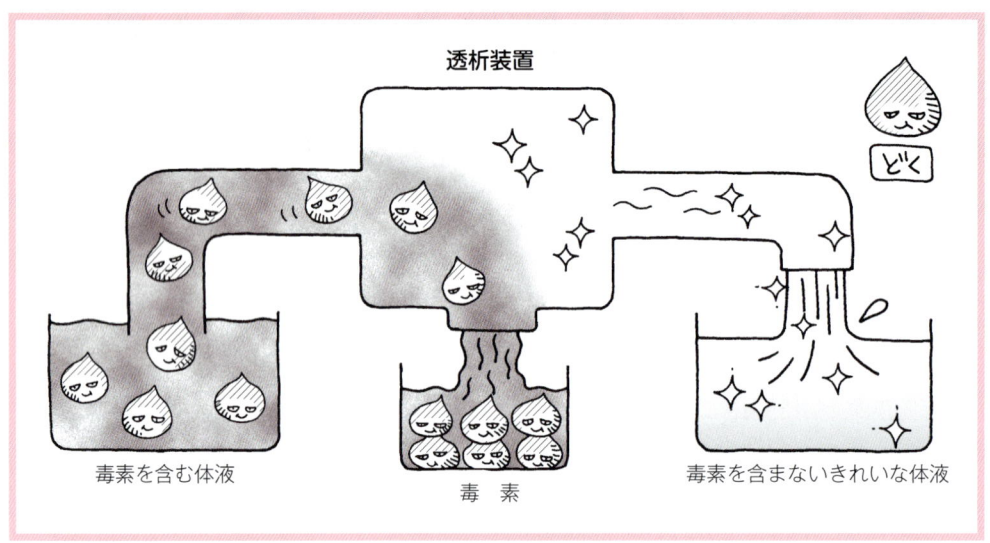

図2 透析とは、「毒素で汚れた体液」を原料として「毒素を含まないきれいな体液」をつくる治療
「毒素なし体液」を多くつくることが「たくさん透析した」ことになる。

析すること）を、ゴミで汚れた床面（≒尿毒素で汚れた体液）を原料としてゴミがまったく落ちていないきれいな床面（≒尿毒素を含まないきれいな体液）をつくる作業"と考えることになります。そして掃除機がけによってつくられた、ゴミのまったく落ちていない床面積が、透析における"クリアスペース"に当たります（図3）。

さて、同じ量の"毒素なし体液"がつくられる透析でも、患者の体重が異なれば意味が変わってしまいます。体重の重い人ほど体液量（体の水分総量）が大きいからです。そこで、個々の患者の透析量を比較したい場合は、体液1L当たりにつくられた"毒素なし体液の延べリットル数"を比較することになります。これがKt/Vです。

これを"**部屋ゴミ掃除モデル**"でたとえれば、同じ6畳分掃除機をかけるとしても、掃除する部屋が6畳間か30畳の大広間か、で掃除の意味が変わってしまうことに似ています。Kt/Vの考え方を"**部屋ゴミ掃除モデル**"に適応すれば、掃除のでき具合を"部屋の床1畳当たりの掃除機をかけた延べ床面積"で評価することになります（図1、p.10）。6畳間に6畳分掃除機をかければ、この掃除の"Kt/V for 部屋ゴミ"は"6畳÷6畳"で1.0になります。しかし、同じ6畳分掃除機をかけたとしても、掃除するのが30畳の大広間では"Kt/V for 部屋ゴミ"は"6畳÷30畳"で0.2にしかなりません。30畳の大広間に対し

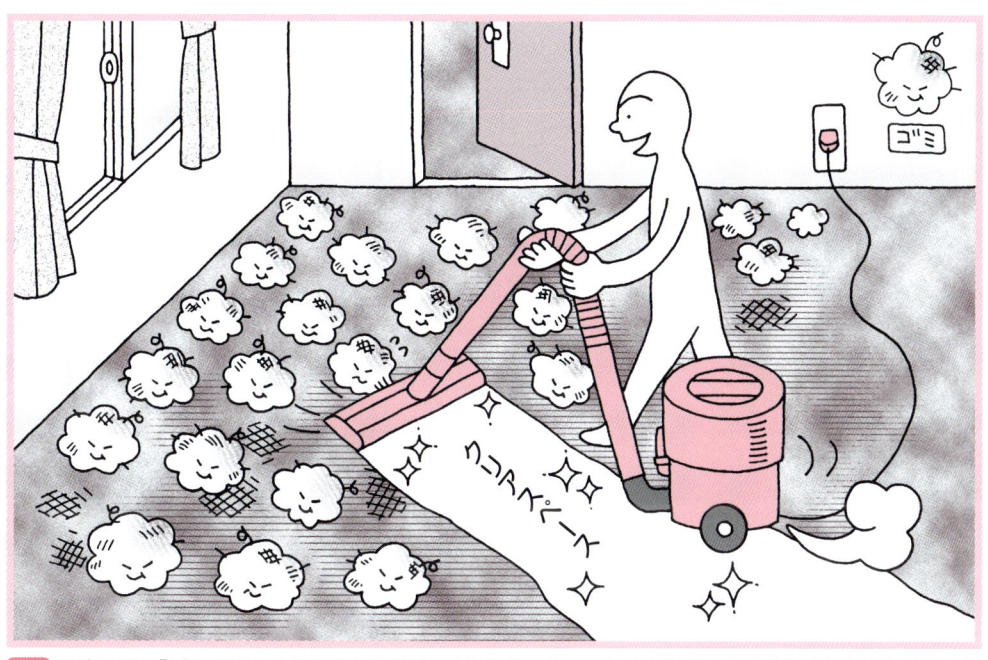

図3 掃除とは、「ゴミで汚れた床面」を原料として「ゴミがまったく落ちていないきれいな床面」をつくる作業

「掃除機をかけること（≒透析すること）」は、「ゴミで汚れた床面（≒尿毒素で汚れた体液）」を原料として「ゴミがまったく落ちていないきれいな床面（≒尿毒素を含まないきれいな体液）」をつくる作業である。そして、掃除機がけによってつくられた「ゴミがまったく落ちていないきれいな床面積」が、透析における「クリアスペース」に当たる。

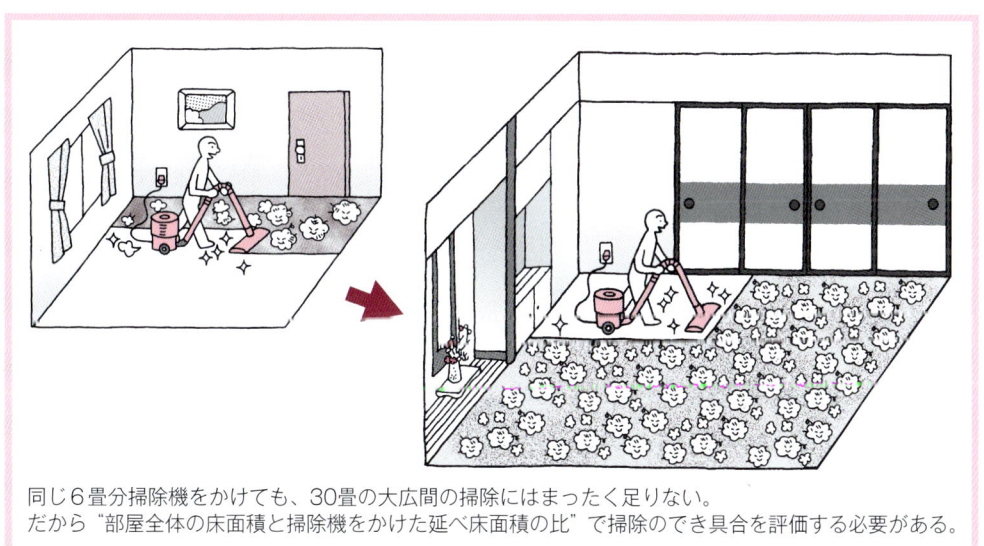

同じ6畳分掃除機をかけても、30畳の大広間の掃除にはまったく足りない。
だから"部屋全体の床面積と掃除機をかけた延べ床面積の比"で掃除のでき具合を評価する必要がある。

図4 「部屋ゴミ掃除モデル」でKt/Vを考えると…部屋の床面積によって掃除のでき具合が変わる

て"Kt/V for 部屋ゴミ＝1.0"の掃除をしようとすれば、がんばって30畳分掃除機をかける必要があります（図4、5）。

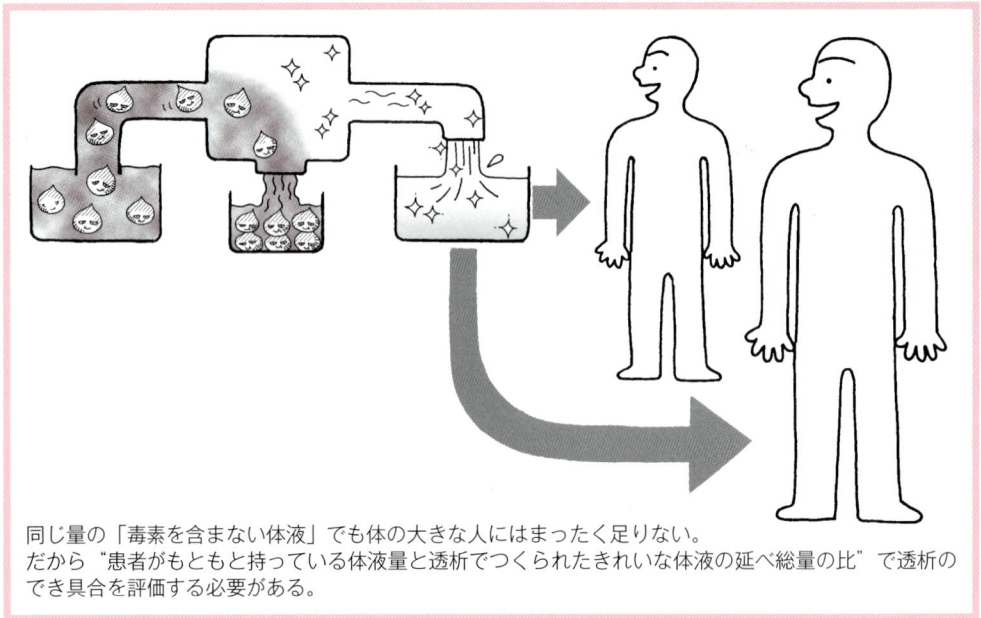

同じ量の「毒素を含まない体液」でも体の大きな人にはまったく足りない。
だから"患者がもともと持っている体液量と透析でつくられたきれいな体液の延べ総量の比"で透析のでき具合を評価する必要がある。

図5 体の大きさによって透析のでき具合が変わる

Kt/Vは数式である

Kt/Vは数式です。"Kt/V＝K×t÷V"です。

Kはクリアランスです。クリアランスとは、"ある一定時間（1分でも1日でもよい）につくられた毒素なし体液の量"を意味します。tは透析時間です。したがって"Kt＝K×t"は"1回の透析でつくられた毒素なし体液の延べ総量"となります。Vはその患者の水分の総量です（図6）。一般に体重の約60％が水分です。

つまり、Kt/Vは"1回の透析でつくられた毒素なし体液量（K×t）÷体液総量（V）"です。たとえば、透析での尿素クリアランスが1分当たり200mL（＝0.2L）、透析時間4時間（＝240min）、体重50kg（→体液量30L）の場合のKt/Vは、0.2L/min×240min÷30L＝1.6となります。

クリアランスと血流量の関係

まず、"ダイアライザから血液が出るときには尿素濃度が0(ゼロ)になる"という理想のダイアライザを想定して、尿素クリアランスを考えてみます。この場合には、1分間にダイアライザに流入した血液の"すべて"から尿素が完全に除去されます。したがって、尿素クリアランス＝ダイアライザ血流量となります。

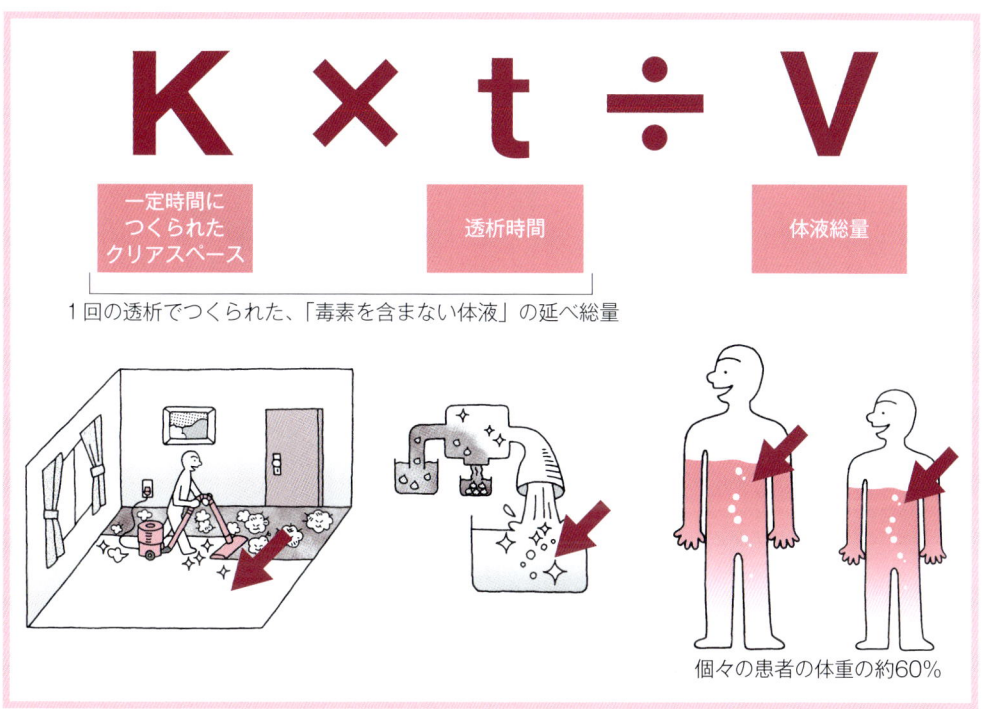

図6 Kt/Vの考え方

しかし、現実のダイアライザでは、ダイアライザから流出する血液の中に尿素がすこし残ります。そこで、ダイアライザから流出する血液を、"尿素が完全に除去された血液"と"尿素がまったく除去されなかった血液"に分けて考えます。図7の場合、尿素クリアランスは1分間に尿素が完全に除去された血液の量、すなわち180mL/minとなります。このことから、**現実のダイアライザのクリアランスは、血流量よりもかならず小さい**ということになります。

Kt/V＝1.0は理想の透析か？

毒素なし体液総量＝体液量で十分か？

"透析中につくられた毒素なし体液総量"が患者の"体液量"と一致すれば、患者の身体から毒素が完全に除去されるように思えます。この場合、"毒素なし体液総量＝体液量"ですから、Kt/Vは1.0となります。では、Kt/V＝1.0は理想の透析なのでしょうか？

Kt/V＝1.0が理想の透析となるのは、次のような場合です。ダイアライザを通して毒素0になった患者の体液をすぐには返さず、何かのタンクに溜め込みます。そして患者の体液のすべてを浄化した後で、タンクに溜め込んだ"毒素

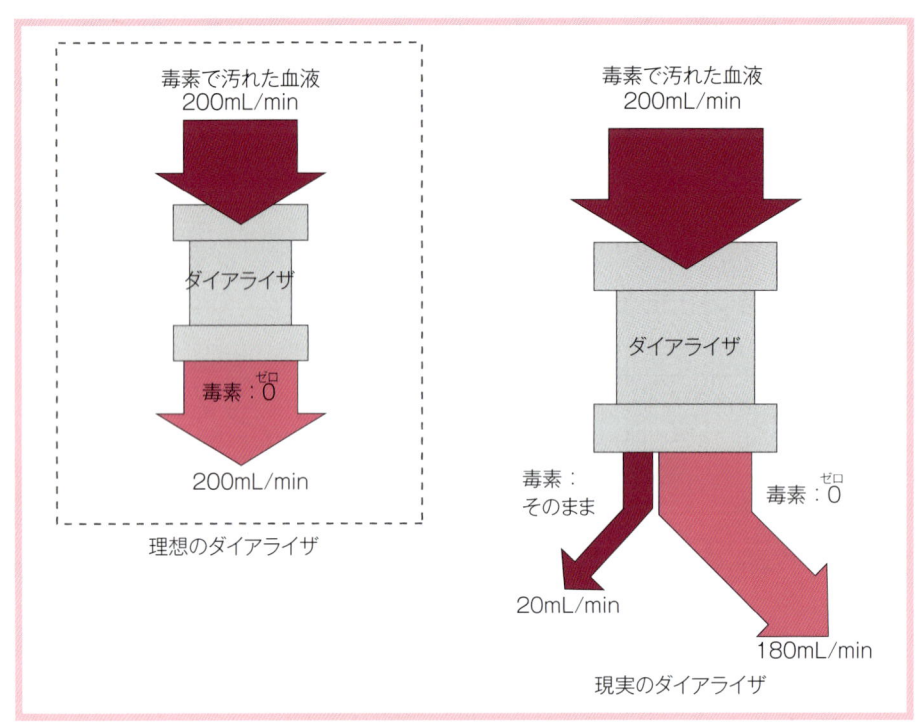

図7 ダイアライザにおけるクリアランス

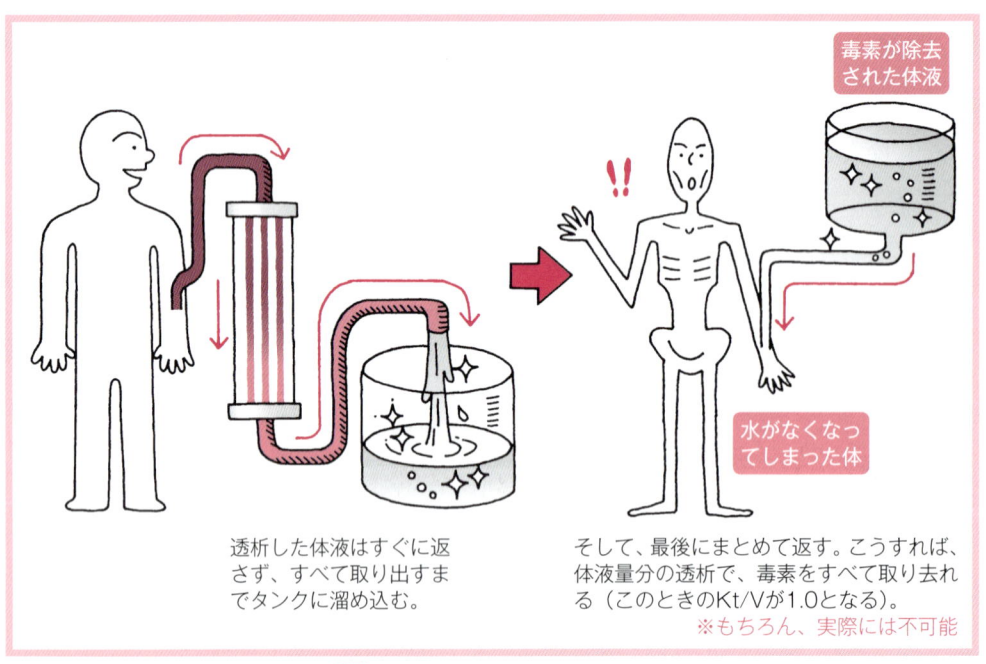

図8 Kt/V＝1.0は理想の透析か？

が除去された体液"を患者の身体に返します。こうすれば、体液量分の透析で毒素を除去しきれます（図8）。

しかし、患者の体液をすべて取り出すことは不可能です。実際の透析では、血液を取り出して透析したら、間髪を入れず患者に返しています。そしてこの操作を連続的にくり返します。このため、体液量分の透析では毒素は0にならないのです。

透析中の体液は毒素のある部分とない部分が混ざりつつ徐々に減っていく

クリアランスの項（p.14参照）と同じように、患者の体液を"ダイアライザで毒素を除去されて毒素が0になった体液"と"毒素を透析前と同じ濃度で含む体液"とに分けて考えてみます。透析が始まった瞬間だけは、患者から取り出される体液はすべて毒素で汚れた血液です。しかし、次の瞬間に**体から取り出される体液には、先ほどダイアライザで毒素0になった体液が一部混ざることになります**（図9）。結果、透析によって体の毒素量は限りなく減少はしますが、けっして0にはなりません。

ちなみに、このあたりの事情は、先の"**部屋ゴミ掃除モデル**"ではうまく説明できません。なぜなら、部屋に掃除機をかける場合、掃除機をかけてゴミが0になった床面が、まだ掃除機をかけていない床面と"混ざり合う"などということがないからです。ゴミがなくなった床面はゴミ0のままですし、掃除機

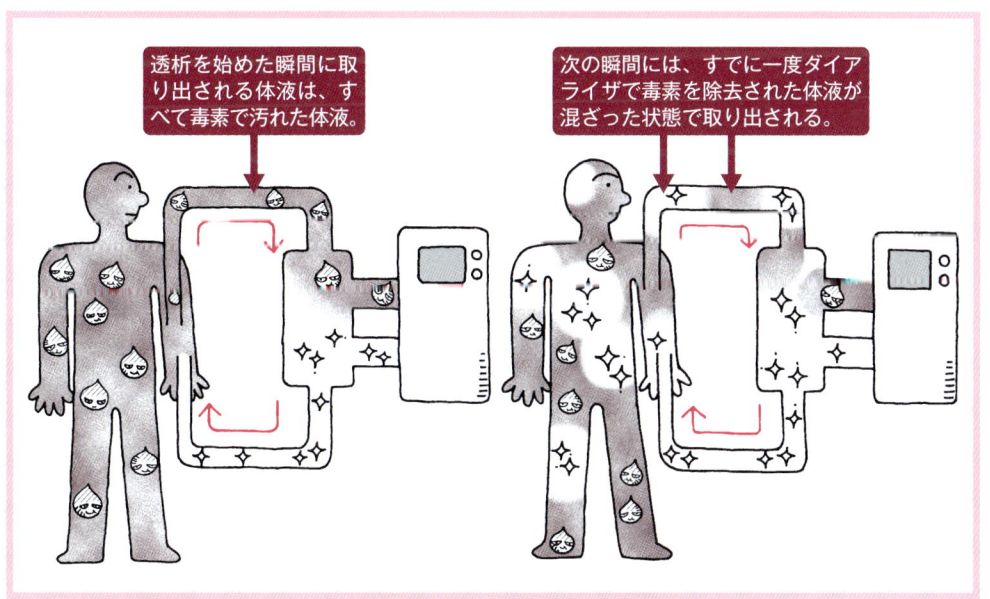

図9 透析が始まった次の瞬間には、一度ダイアライザを通った体液が舞い戻る
透析が進むにしたがって、きれいな体液が増えていく（毒素で汚れた体液は減っていく）。

がかけられていない床面は掃除機が来るまでは掃除される前の状態で維持されます。これは、前述した例（p.15参照）での"体から取り出して透析した体液を、まだ透析されていない体液と混ざらないようにタンクに溜め込んでいく"のと似ています。ですから、実際の掃除では床面積分だけ掃除機をかければ、床面のゴミは0になるのです。

Kt/Vはいくつにするとよいのか？

身体の毒素量0を目標にすると、Kt/Vを無限に大きくしなければならないことがわかりました。これでは、いつまでたっても透析を終われません。では、Kt/Vはいくつにしたらよいのでしょうか。

至適透析量を判断する指標として、"患者の生命予後がもっともよくなるKt/VをもってKt/Vの至適量とする"という考え方があります。

日本透析医学会の報告によれば、1回のKt/Vが1.4〜1.6に達するまでは死亡のリスクが低下しています（図10)[2]。本書が刊行されるころに発行される予定の日本透析医学会『維持血液透析：血液透析処方ガイドライン』では、「最低確保すべき透析量として、Kt/V1.2を推奨する。目標透析量としては、Kt/V1.4以上が望ましい」とされています。米国の『K/DOQIガイドライン』では、1.2以上のKt/Vを推奨しています[3]。

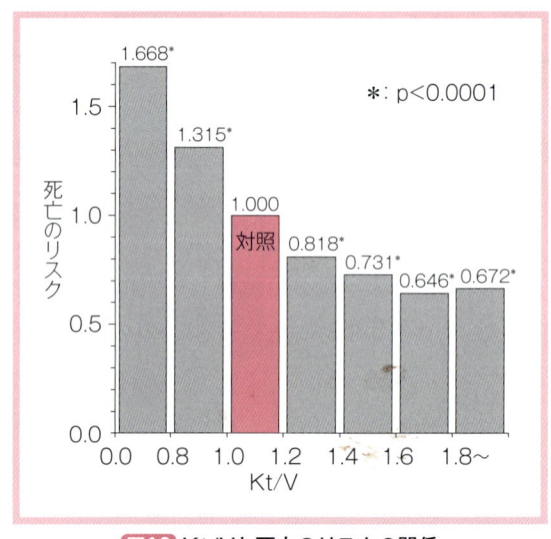

図10 Kt/Vと死亡のリスクの関係
（文献2より転載）

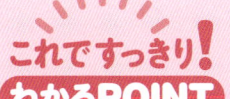

- Kt/Vとは、体内浄化の量（透析量）を測る指標の1つである。
- Kt/Vは「K（クリアランス）×t（透析時間）÷V（体液総量）」の数式である。
- 週3回透析の場合、1回のKt/Vの目標値は1.4以上（少なくとも1.2以上）である。

引用・参考文献

1) Yamashita, A. et al. Comparison of intermittent and continuous therapies by two urea kinetic models. Nose, Y. et al. eds. Prog. in. Artif. Organs. Cleveland, ISAO Press, 1985, 1986, 271-4.
2) 日本透析医学会統計調査委員会. わが国の慢性透析療法の現況（2001年12月31日現在）. 東京, 日本透析医学会, 2002.
3) Eknoyan, G. et al. NKF-K/DOQI clinical practice guidelines: update 2000. Am. J. Kidney. Dis. 37(suppl 1), 2001, s5-s6.

3 腹膜透析患者の透析量（Kt/V）とは？

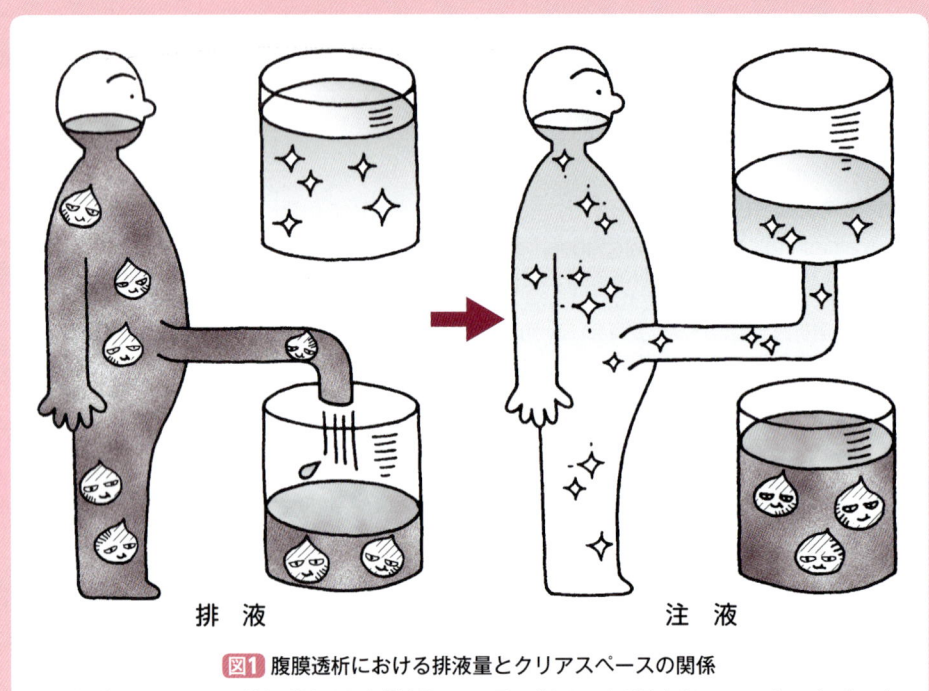

図1 腹膜透析における排液量とクリアスペースの関係

腹膜透析では、1日の透析で排出された排液量と同じ量の「きれいな体液」（クリアスペース）がつくられている（ただし、理想条件下に限る）。

腹膜透析でつくる"毒素なし体液量"

理論上の"毒素なし体液量"

　腹膜透析でも、基本的な考え方は血液透析と同じです。詳しくは後に説明しますが透析液を1回分おなかに注入することでつくられる"毒素なし体液量"は、腹膜透析が理想的に行われた場合、"排液された総透析液量"と一致します。"腹膜透析が理想的に行われた場合"とは、おなかに入れた透析液の中に血液から毒素が十分に移動して（拡散して）"血液中の毒素濃度と透析液中の毒素濃度が同じ"になってから排液できた場合です。このとき、透析液がおなかの中でつくった"毒素なし体液量"は、排液された透析液量と一致します。
　ちょっとわかりにくいので、毒素の例として尿素をとりあげてもう少し詳し

く説明します。排液される透析液中に含まれる尿素が"もともとどれだけの量の血液に含まれていたか"を考えてみます。腹膜透析が理想的に行われた場合、"排液と血液の濃度が同じになる"のですから、排液された透析液中に含まれる尿素は"排液量と同量の血液"に含まれていたことになります。さて、排液中に血液から尿素が移動した結果、尿素は元の居場所の血液から居なくなりました。ということは"排液された透析液量と同量の血液から尿素が居なくなった（除去された）"ことになります。さて、尿素クリアランスとは"一定時間に尿素を完全に除去できた血液量"でした。したがって、腹膜透析が理想的に行われた場合、1日の尿素クリアランス（1日に尿素が完全に除去された血液総量）は、1日に排液された透析液総量に一致するのです。なお、除水によって排液量が注液量よりも増加すれば、その分透析量は増加します（図1）。すなわち、腹膜透析におけるクリアランスは"透析液の総排液量"に一致します。

仮に、2Lの透析液を1日に4回注排液し、1日1Lの除水が得られたと仮定します。この場合につくられた"毒素なし体液"の総量は、"理想の腹膜透析"が実施できた場合、"2L×4回＋除水分1L＝9L"となります。たとえば、ある患者の体重が50kgとすれば、体液総量は体重の60％として"50kg×60％＝30L"です。すると、この患者の"1日当たりのKt/V"は"透析でつくられた毒素なし体液量9L÷体液総量30L＝0.3"となります。

実際の"毒素なし体液量"

実際の腹膜透析では、おなかから排液されるときの透析液の毒素濃度は、血液中の濃度よりもかならずすこし低い値となります。毒素が透析液中に移動するのに時間がかかるからです（図2）。そのため、実際のCAPD（continuous

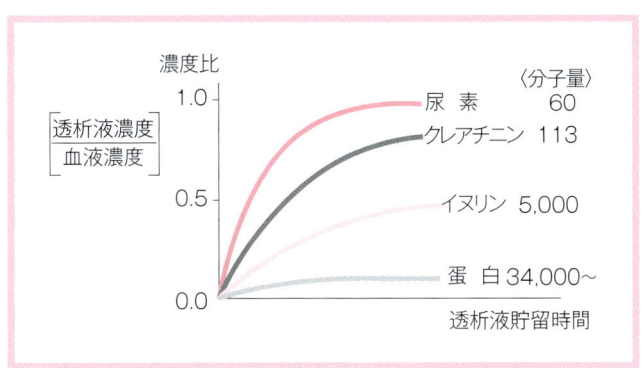

図2 腹腔内に注液された透析液の中の各種溶質濃度の推移
（文献1より引用）

ambulatory peritoneal dialysis：持続携行式腹膜透析）におけるKt/V値は、前述の理想値よりもかならず小さな値となります。どの程度小さくなるかは、患者の腹膜機能や治療スケジュールによって異なります。

　標準的な体格（体重50kg程度）の患者に標準的な血液透析（尿素クリアランス200mL/min、1回4時間）の透析を行うと、1回の透析でのKt/V（理想値）は1.6になります。これに比べると、前述したCAPDの1日当たりのKt/V（理想値）0.3はずいぶん小さな印象を受けます（p.68参照）。

　なお、腹膜透析でのKt/Vは1日当たりではなく、一般に1週間（7日間）当たりで計算されます。たとえば上に記した例では1日当たりKt/Vが0.3ですから、週当たりKt/Vは0.3×7＝2.1となります。

至適腹膜透析量は？

　2009年に発表された日本透析医学会のガイドラインによれば、一般的なCAPDの場合、週当たりの至適Kt/Vは"残存腎機能とあわせて最低値1.7を維持する"とされています[2]。この理由は第1章5「透析量を上げるとどうなるの？」（p.27）に記しました。

- 腹膜透析のKt/Vは、一般に1週間当たりで計算される。
- 腹膜透析の至適Kt/Vは、残腎機能とあわせて最低値1.7とされる。

引用・参考文献
1）川口良人ほか．CAPD Nurse College基礎コーステキスト．東京，バクスター，2007．
2）2009年版日本透析医学会 腹膜透析ガイドライン．透析会誌．42(4)，2009，285-315．

4 透析量を上げるにはどうすればよい？

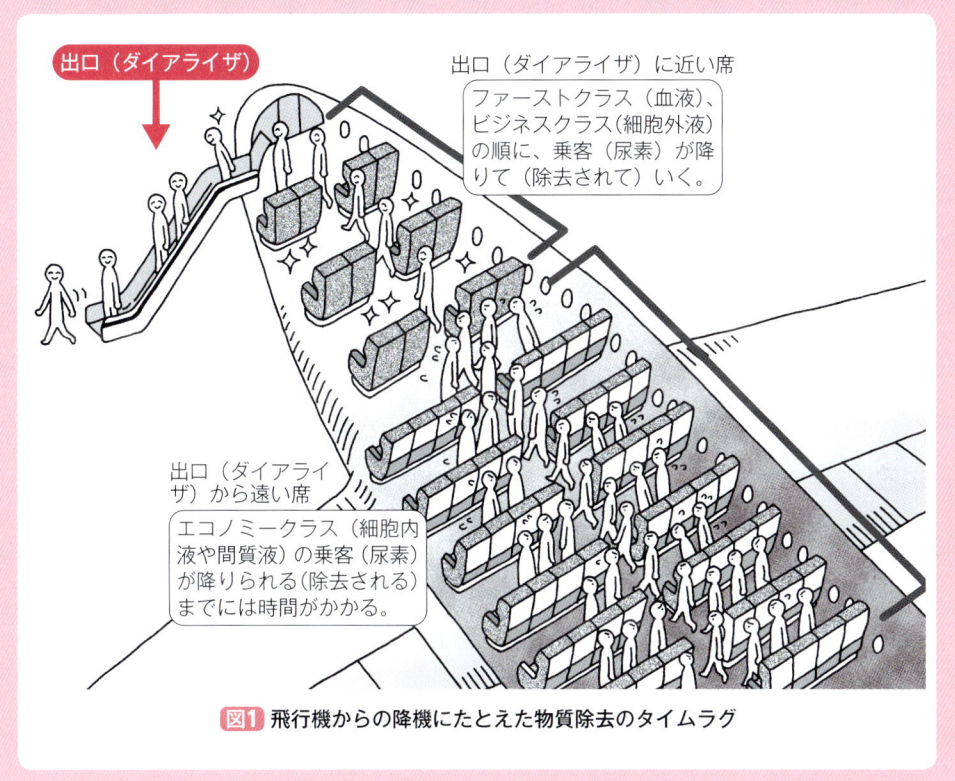

図1 飛行機からの降機にたとえた物質除去のタイムラグ

血液透析で透析量を上げるには？

透析量増大のための方法

Kt/Vは、クリアランス(K)×透析時間(t)÷体液量(V)です。体液量（V）は患者に固有のパラメータですから、変化のさせようがありません。したがって、Kt/Vを上げる方法は、①クリアランスを増やす、②透析時間を伸ばす、③クリアランスを増やし透析時間を伸ばす、のどれかになります。

クリアランスを増やすには？

クリアランスを増大させる方法としては、大きくは以下の2つがあります。
①ダイアライザの血流量を増やす。
②クリアランスの高い（つまり、流入する血液のうちのなるべく多くから毒素

を除去しきれる）ダイアライザを用いる。

　しかし最近のダイアライザは性能が上がり、尿素のような小分子量物質のクリアランスは理論上、限界値に近づいているので、ダイアライザを変更しても尿素など小分子量物質のクリアランスはあまり増えません。

体内に生じる毒素分布の偏り

　血中尿素窒素（BUN）は、安定した状況では体水分にほぼ均一に分布します。しかし、透析中のようにBUNが大きく変動しつつある状況では、必ずしも均一ではありません。血液透析は一義的には血液から尿素を除去します。そして尿素を除去された血液が体中を巡って、体中に溜まった尿素を回収し、再びダイアライザにやってきて尿素が除去されます。すなわち**透析中の毒素除去**は、間質液や細胞内液などの"ダイアライザから遠い区画"から血液や細胞外液などの"ダイアライザに近い区画"へと、バケツリレーのように毒素が順に送られ、最終的にダイアライザに達することで除去されるのです。ですから、"ダイアライザから遠い区画"に存在する毒素が除去されるのには一定の時間がかかります。

●ダイアライザから遠い区画にある毒素を除去するためには一定の時間が必要

　これは、満席の飛行機から乗客が順に降りていく場面にたとえられます（**図1**）。これを、"**飛行機降機タイムラグ・モデル**"と名づけることにします。飛行機の"座席"が"体液"、"乗客"が"毒素"、そして"出口"が"ダイアライザ"です。飛行中は飛行機の座席（≒体液）に乗客（≒毒素）は均一に着座（≒分布）しています。飛行機が着陸して乗客が飛行機を降り始める（≒透析による毒素除去が始まる）と、出口（≒ダイアライザ）に近い、ファーストクラス（≒血液）やビジネスクラス（≒細胞外液）の座席から順に乗客（≒毒素）が降りて（≒除去されて）いきます。このため、後ろのほうのエコノミークラス（≒細胞内液や間質液）の乗客（≒毒素）は飛行機に（≒体内に）取り残されてしまいます。このような次第で、ダイアライザから遠い区画内（細胞内や間質液内）にある毒素が除去されるまでには一定の時間がかかります。

　一般的な1回4時間の透析では、ダイアライザから遠い区画内に毒素が取り残されてしまいます。取り残される毒素を減らすためには、透析時間を増やすか週当たりの透析回数を増やす必要があります。これらが体内浄化に与える影響については後で説明します。

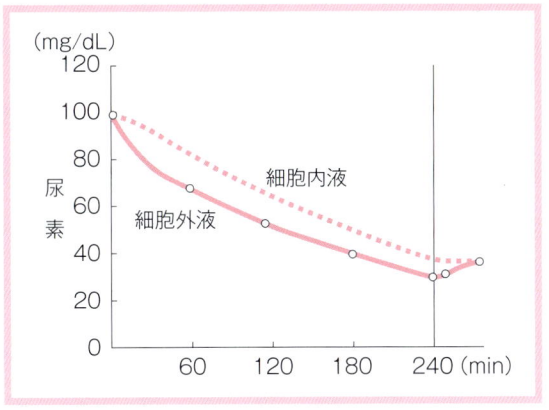

図2 透析中の細胞内外液の濃度変化とリバウンド
（文献1より引用）

細胞外液中の濃度は血中濃度と考えてほぼよい。透析中の細胞内液中尿素濃度は、細胞外液中尿素濃度よりつねに高い。透析終了後、細胞外液中尿素濃度が急速に上昇して細胞内液中の濃度に一致する。

● 不均衡症候群

　透析中に体内の毒素分布が偏ることで頭痛や筋肉の痙攣（つり）などを生じることがあります。これを**不均衡症候群**といいます。クリアランスの大きな透析（毒素が急速に除去される透析）では透析中に体内の毒素分布が強く偏るため、不均衡症候群を起こしやすくなります。

● 透析終了後に起こるBUNのリバウンド

　透析中に生じた毒素分布の偏りは透析終了直後から1時間くらいの間に自然に解消されて均一になります（細胞内や間質に取り残された毒素が血液内へ移動してくる）。このために透析終了後に血中尿素濃度（BUN）が急上昇します（図2）[1]。これを"BUNのリバウンド"といいます。

　Kt/Vは透析前後のBUN比から計算されます。したがって、透析終了直後のBUN（身体全体の平均濃度よりも低い）でKt/Vを計算すると、Kt/Vを過大評価（実際よりも掃除が行き届いたと評価）してしまう可能性があります。

腹膜透析で透析量を上げるには？

　前述したように、腹膜透析の透析量は1日に排液される透析液の総量に比例します。したがって透析量を上げるためには、1日に注入する透析液の量を増加させればよいことになります。注液量が増えれば、それに伴って排液量も増

えるからです。

　1日に注液する透析液の量を増やす方法の一つに、1回に注入する透析液量を増やす方法があります。ただし、腹腔内の容積には限りがあるため、通常は最大でも1回に2.5L程度までしか注入しません。

　もう一つ、1回注液量はそのままに1日の注排液回数を増やす方法があります。ただし、1日は24時間と限られているため、注排液回数を増加させると1回当たりの透析液の腹腔内滞留時間が短くなることは避けられません。この結果、透析液の中に毒素が十分染み出る前に透析液を捨てることになります。すなわち、毒素除去に関与しないまま空しく捨てられる透析液が増えます。このために、注排液回数を増加させても、思ったほどKt/Vは増えません。

これですっきり！わかるPOINT

- 血液透析で透析量（Kt/V）を上げるには、①クリアランスを増やす、②透析時間を伸ばす、③クリアランスを増やし透析時間を伸ばす。
- 血液透析でクリアランスを上げるには、ダイアライザの①血流量を増やす、②クリアランスの高いダイアライザを用いる。
- ただし最近のダイアライザは性能が向上し、尿素のような小分子量物質のクリアランスについては、ダイアライザ間の性能差がほとんどなくなっている（中分子量以上の物質のクリアランスには大きな性能差がある）。
- 腹膜透析で透析量を上げるには、①1回に注入する透析液量を増やす、②1日の注排液回数を増やす。

引用・参考文献
1) 峰島三千男. kinetic modelingの基本的な考え方と限界. 臨牀透析. 19(10), 2003, 1303-10.

5 透析量を上げるとどうなるの？

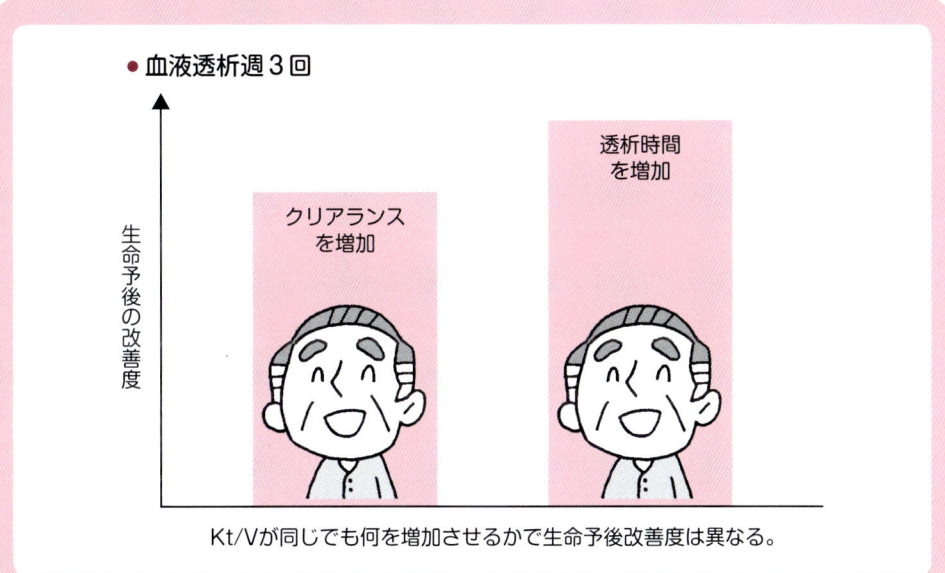

Kt/Vが同じでも何を増加させるかで生命予後改善度は異なる。

血液透析では透析量を上げるとどうなるの？

ここでは、週3回透析についてお話しします。

先に、Kt/Vが1.4～1.6程度までは、Kt/Vの増加とともに生命予後が改善することを記しました。では、それ以上のKt/Vではどうでしょうか？

米国で発表された透析量に関する前向き研究（HEMO study）では、Kt/Vの平均が1.32の患者群と1.71の患者群の生命予後を比較し、有意な差を認めなかったことを報告しています[1]。ただし、この研究では透析時間（t）をあまり増加させず、おもにクリアランス（K）の増加によってKt/Vを高めています。透析時間を延長せずにクリアランスの増加によってKt/Vを増加させる場合には、さまざまな問題が生じる可能性があります。この問題については先に述べました（p.24参照）。

一方、日米欧の主要国が参加して進められている国際的な前向き観察共同研究（Dialysis Outcomes and Practice Patterns Study；DOPPS）によれば、"透析時間が長い患者ほど、高いKt/Vによる予後改善効果は強い"ことが示さ

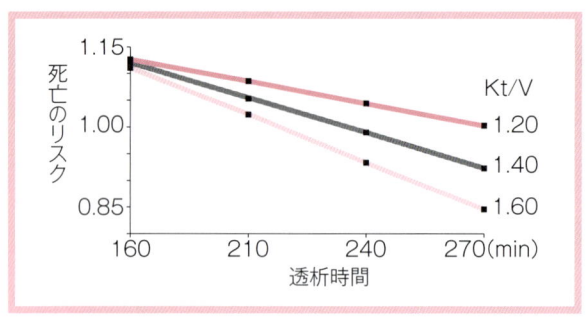

図1 Kt/Vと透析時間の相互作用（文献2より引用）

れています（図1）[2]。つまり、透析時間が長ければ、より大きなKt/Vまで予後の改善が認められる可能性があるのです。また、フランスのCharraらは、週3回・1回8時間の透析による生命予後がきわめて良好であったことを報告しています[3]。このように、クリアランスではなく、透析時間を延長することによってKt/Vを増加させれば、Kt/Vの増加にしたがって透析患者の生命予後はさらに改善する可能性があります。

透析回数を週3回から週4回以上に増加させた場合には、まったく状況が変わってきます。これについては透析回数の項（p.64参照）で述べます。

腹膜透析では透析量を上げるとどうなるの？

当初、米国のガイドラインでは、腹膜透析患者の週当たりKt/Vを2.0以上とすることが提案されていました[4]。そして、この透析量（Kt/V）は残存腎機能に基づくKt/Vと腹膜透析によるKt/Vを合わせたものでよいとされました。

ところがその後、いくつかの前向き研究が行われ[5,6]、残存腎機能の減少に合わせて腹膜透析のKt/Vを増加させても、それを増加させなかった場合と生命予後が変わらないことが示されました。すなわち、**残存腎機能が多く残っている患者ほど生命予後がよく、残存腎機能の低下に合わせてその分、腹膜透析のKt/V増加で補っても、生命予後は改善しない**のです。つまり、残存腎機能の低下は腹膜透析では補えません。これを受けて2006年に米国から提案されたガイドラインでは、腹膜透析の至適Kt/Vは1週間当たり1.7以上に修正されました[7]。2009年に発表されたわが国の腹膜透析ガイドラインでも腹膜透析での週当たりKt/Vの至適量は"残存腎機能とあわせて最低値1.7を維持する"とされています[8]。

- 血液透析では、クリアランスよりも透析時間を延長してKt/Vを増加させたほうが、患者の生命予後は改善しやすい。
- 腹膜透析では、残存腎機能の低下をKt/Vの増加で補うことはできない。

引用・参考文献

1）Eknoyan, G. et al. Effect of dialysis dose and membrane flux in maintenance hemodialysis. N. Engl. J. Med. 347(25), 2002, 2010-9.
2）Saran, R. et al. Longer treatment time and slower ultrafiltration in hemodialysis: associations with reduced mortality in the DOPPS. Kidney. Int. 69(7), 2006, 1222-8.
3）Charra, B. et al. Survival as an index of adequacy of dialysis. Kidney. Int. 41(5), 1992, 1286-91.
4）National Kidney Foundation. Dialysis Outcomes Quality Initiative. Clinical practice guidelines. Peritoneal dialysis adequacy. Am. J. Kidney. Dis. 30(3 suppl 2), 1997, s67-133.
5）Paniagua, R. et al. Effects of increased peritoneal clearances on mortality rates in peritoneal dialysis: ADEMEX, a prospective, randomized, controlled trial. J. Am. Soc. Nephrol. 13(5), 2002, 1307-20.
6）Lo, WK. et al. Effect of Kt/V on survival and clinical outcome in CAPD patients in a randomized prospective study. Kidney. Int. 64(2), 2003, 649-56.
7）Peritoneal Dialysis Adequacy Work Group. Clinical practice guidelines for peritoneal dialysis adequacy. Am. J. Kidney. Dis. 48(Suppl 1), 2006, s98-s129.
8）2009年版日本透析医学会 腹膜透析ガイドライン. 透析会誌. 42(4), 2009, 285-315.

6 透析の膜とクリアランスの関係は？

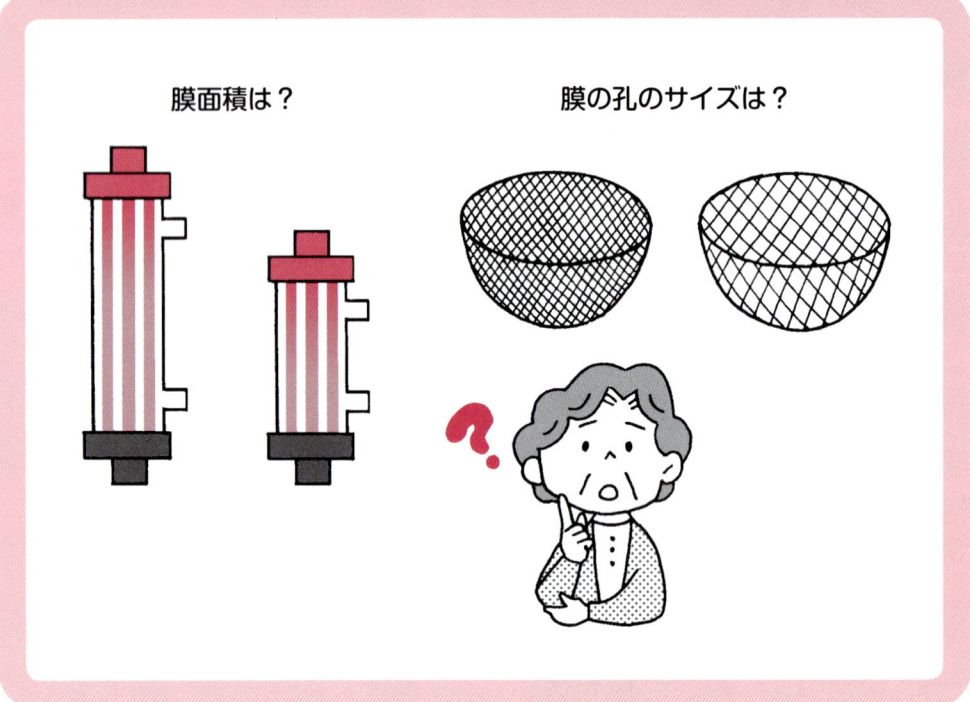

膜面積・透析液流量・血流量からみた透析量

　一般に、同じ材質のダイアライザであれば、膜面積の大きなダイアライザのほうがクリアランス（K）は高くなります（図1）。さらに、血流量に比して透析液流量が十分でない場合、クリアランスが低下します（図2）。膜面積が同じであれば、膜材質によってクリアランスは異なります。

　また、血流量が大きくなるにしたがって血流量とクリアランスのギャップは大きくなります。すなわち、大きな血流量ではダイアライザを素通りする血液が増えるのです（図3）。

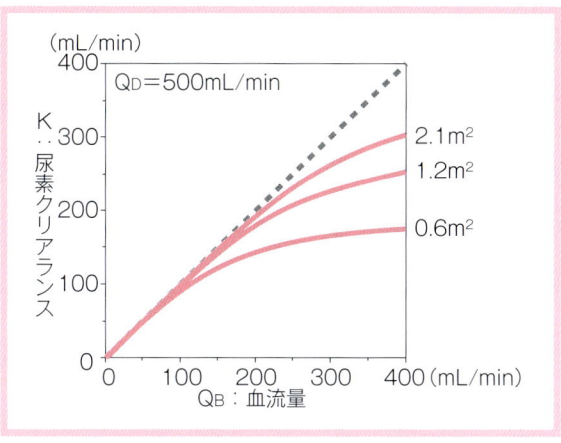

図1 膜面積とクリアランスの関係

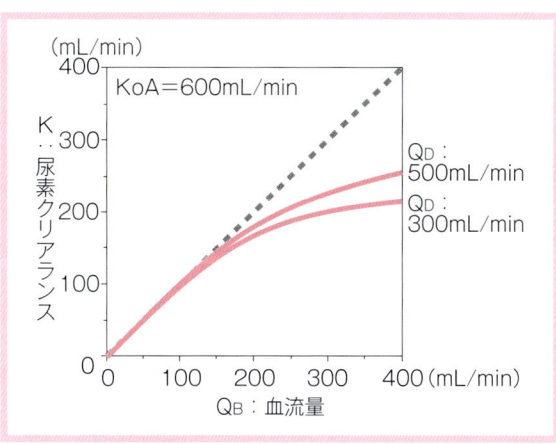

図2 透析液流量とクリアランスの関係

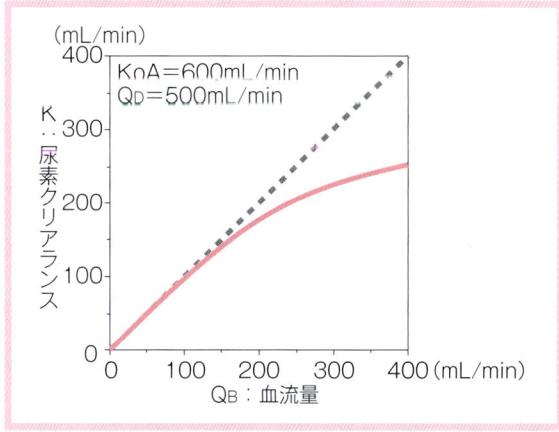

図3 血流量とクリアランスの関係

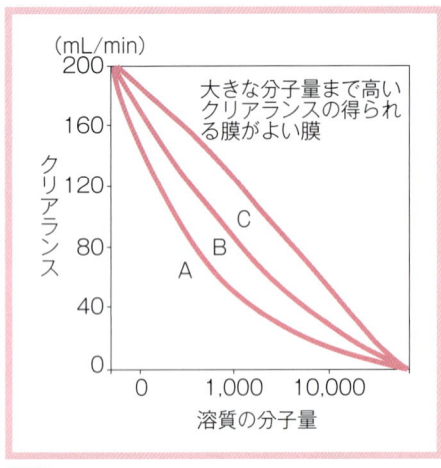

図4 血液透析における分子量とクリアランスの関係

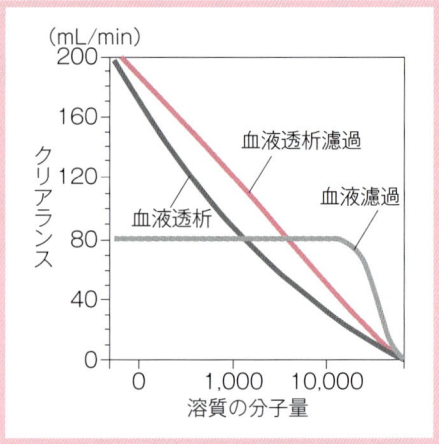

図5 分子量とクリアランスの関係：血液透析・血液濾過・血液透析濾過（文献1より引用）

分子量からみた透析量

膜の孔の理想的なサイズ

透析膜の孔の大きさに比べて小さな物質は速く通過し、逆に大きな物質では遅くなります。膜の孔よりも大きな物質は通過しません。ざるで粉をふるい分ける場面を想像していただければ、大きな粒ほどざるを通りにくいことは容易に理解できると思います。当然、"膜の孔に近い大きさの物質まで、速い移動速度で除去される膜"がよい膜となります。図4のAよりはB、BよりはCのほうがよい膜です。

透析方法による違い

同じ透析膜でも、それを血液濾過に適用して物質除去を行う場合には、膜の孔の大きさに近いサイズの物質まで、小分子量物質と同等のクリアランスが得られます（図5）。そこで、血液透析と血液濾過の両者の長所を活かし、小分子量物質の物質交換を拡散による透析で、中分子量以上の物質の交換を濾過によって行う治療が血液透析濾過です。

新しい膜の登場

近年登場したクリアランスに優れた透析膜のなかには、血液透析で用いてもダイアライザ中で少なくない量の濾過と逆濾過（透析液が膜を介して血液側に移動する）が生じるものがあります。こうしたダイアライザを用いた血液透析では、血液透析濾過を行うのとほとんど同等の治療効果を得ることができま

す。ただし、こういった大量の逆濾過を伴うダイアライザを使用する際には、通常の血液透析以上に透析液の清浄化に配慮する必要があります。

> **これですっきり！わかるPOINT**
> - 血流量が大きくなるとダイアライザを素通りする血液が増える。
> - ダイアライザの膜の孔に近い大きさの物質まで、速い移動速度で除去される膜がよい膜となる。
> - 血液透析と血液濾過の両者の長所を活かした治療が血液透析濾過。

引用・参考文献
1）峰島三千男．"血液浄化療法の工学的基礎知識"．血液浄化療法ハンドブック．改訂第2版．透析療法合同専門委員会編．東京，協同医書出版社，1998，131-66．

確認テスト

問題1 透析量の概念を簡単に説明してください。

問題2 透析量を評価する指標には、どのようなものがありますか？

問題3 Kt/V＝1.0としても、患者体内から尿素が完全には除去されない理由を説明してください。

問題4 腹膜透析患者の1日の尿素クリアランスは、透析が理想的に行われた場合、以下のどれに一致しますか？
　①1日の除水量
　②1日の総排液量
　③1日の総注液量

問題5 血液透析で透析量（Kt/V）を増加させるには、どうしたらよいですか？

問題6 腹膜透析によるKt/Vを増加させるには、どのような方法がありますか？

問題7 血液透析でKt/Vを増大させる場合に注意すべきことには、どのようなことがありますか？

解答 A

❶ 透析量とは、透析によって患者の身体がどの程度浄化されたか、その程度を示す概念です。

透析療法を"人体から尿毒素を除去する治療"と定義します。そして"尿毒素を除去される人体"に着目して"人体からどの程度尿毒素が除去されたか"、すなわち"人体がどの程度浄化されたか"を示す概念が透析量です。

❷ 透析量を評価する指標として最も一般的に用いられているのが本書で解説した「Kt/V」です。Kt/Vは尿素に着目した透析量指標です。Kt/Vは数式で、[尿素クリアランス(K)×透析時間(t)÷体液量(V)] として求められます。これは、1回の透析で尿素が完全に除去された体液の延べ総量(K×t)と、患者さんがもともともっている体液量(V)の比を意味します。

なお、本文では説明しませんでしたが透析量の評価指標にはKt/Vのほかにも、「尿素除去率(urea reduction rate；URR)」、「クリアスペース率」、あるいは「Kt」などがあります。

尿素除去率は"体内尿素量の何パーセントが透析で除去されたか"を示す指標です。以下の計算式を使って計算されます。

尿素除去率(%)＝{(透析前BUN－透析後BUN)÷透析前BUN}×100

仮に透析によって尿素がすべて除去され、透析後BUNが"0"になれば尿素除去率は100％に、逆に尿素がまったく除去されず"透析後BUN＝透析前BUN"であれば尿素除去率は0％となります。尿素除去率はその意義が直感的にわかりやすく、Kt/Vに比べて簡単に計算できる利点があります。しかし透析中の除水や尿素産生の影響が考慮されていないため、少なくない誤差が含まれます。尿素除去率の概念を拡張して透析中の除水や尿素産生の影響を考慮したクリアスペース率という指標もあります。

Ktについては、第7章の1でごく簡単にですが説明していますのでそちらを参照ください（p.171）。

❸ 一般の血液透析では、ダイアライザで尿素を除去した血液をただちに患者体内へ返却します。このため、透析中に患者から取り出される血液には、すでにダイアライザで尿素を除去された血液がどうしても混じり込みます。患者から取り出される血液に含まれる"すでに尿素を除去された血液（尿素濃度ゼロ）"の量は、透析が進むにしたがって増えていきます。言い換えると、尿素が含まれた血液だけを透析することは難しくなります。このために、尿素を完全に除去した体液の延べ総量（K×t）を患者の体液量（V）に一致させても、患者身体から尿素が完全には除去されません。

ちなみに、"K×t" と "V" が一致する透析、すなわち "Kt/V＝1.0" の透析を行った場合、透析後BUNは概算で透析前BUNの約3分の1となります。

❹②
腹膜透析では、腹腔内に尿素が含まれない透析液を注入します。腹膜透析が理想的に行われた場合、排液される透析液の尿素濃度は、血液中の尿素濃度と一致します。

ここで、排液される透析液中に含まれる尿素が "もともとどれだけの量の血液に含まれていたか" を考えてみます。"排液と血液の濃度が同じ" なのですから、排液された透析液中に含まれる尿素は、排液量と同量の血液に含まれていたことになります。言い換えると、"排液された透析液量と同量の血液から尿素が完全に除去された" ことになります。ここで尿素クリアランスは "一定時間に尿素を完全に除去できた血液量" です。したがって、腹膜透析が理想的に行われた場合、1日の尿素クリアランス（1日に尿素が完全に除去された血液総量）は、1日に排液された透析液総量に一致するのです。実際には透析液中の尿素濃度が血液中の濃度に達する前に排液してしまうので、腹膜透析による尿素クリアランスは排液総量よりも小さくなります。

腹膜透析による除水効果により排液量が増えれば、そのぶん捨てられる尿素量も増えます。このため、尿素クリアランスは注液量ではなく排液量に一致するのです。

❺1. 血流量を増やす。
2. 透析時間を増やす。
3. 尿素クリアランスの大きなダイアライザを使用する。

Kt/Vは、〔尿素クリアランス(K)×透析時間(t)÷体液量(V)〕です。このうち体液量（V）は患者に固有の値で変更できません。したがって、Kt/Vを増やすには、尿素クリアランス（K）を増やすか透析時間（t）を増やせばよいことになります。多くのダイアライザで血流量が300mL/min程度までは血流量の増加におおむね比例して尿素クリアランスが増加します。血流量が300mL/minを超えると尿素が除去されずダイアライザを "素通り" する血液が増えるため、血流量ほどにはクリアランスは増加しません。あるいは血流量を変えないのであれば、同じ血流量で大きな尿素クリアランスが得られるダイアライザに変更することでKt/Vの増加が見込めます。ただし、クリアランスは最大でも血流量と同じ値にしかなりません。

最近はどのダイアライザも尿素クリアランスは理論限界値（血流量）にかなり近い値を示しており、ダイアライザ変更による尿素クリアランス改善はごくわずかしか見込めません。しかし、中分子量以

上の分子の大きな毒素については、ダイアライザによってクリアランスは大きく異なるため、ダイアライザ変更によるクリアランス増加が望めます。なお、透析液流量はクリアランスに大きく影響します。血液透析は、いわば"血液を透析液で洗っている"のですから、洗い水が少なければ洗浄効果が落ちるのは道理です。一般に透析液流量は血流量の2倍程度必要です。

❻ 1．1回注液量を増やす。
　 2．注排液回数を増やす。

前述のように腹膜透析患者のKt/Vは、理想的な条件下では総排液量に一致します。したがって、注液量を増やせば、それに伴って排液量も増え、Kt/Vを増やせることになります。注液量を増やすには1回当たりの注液量を増やすか、1日に何回も注排液する以外にありません。体格的な限界から、1回注液量は2.5L程度が上限です。一方、注排液頻度を増加させた場合は、必然的に透析液の腹腔内滞留時間が短くなり、透析液中の尿素濃度が十分に増大しないままに排液することになります。すなわち、尿素除去に役立たないまま空しく排液される透析液が増えるのです。このため、注排液回数を増やしても期待されるほどにはKt/Vは増加しません。

また、腹膜透析で必要以上に透析量を増加させると、被嚢性腹膜硬化症を発症するリスクを増大させる恐れがあることにも注意が必要です。

❼ クリアランスの増大によってKt/Vを増加させた場合には、不均衡症候群や透析中の血圧低下の発生、あるいは透析後リバウンドによるKt/Vの過大評価に注意が必要です。

透析時間の増大によってKt/Vを増加させる場合、医学的な問題は生じにくいですが、患者の生活リズムとの兼ね合いが問題になります。

なお、週3回の血液透析において、Kt/Vを標準的な値である1.4よりもさらに大きな値に意図的に増加させた場合の治療効果について、改善する可能性を示す観察研究は多くありますが、介入研究による確認は必ずしもされていません。

MEMO

第2章

透析の方法について考えよう

1 透析療法で利用される原理

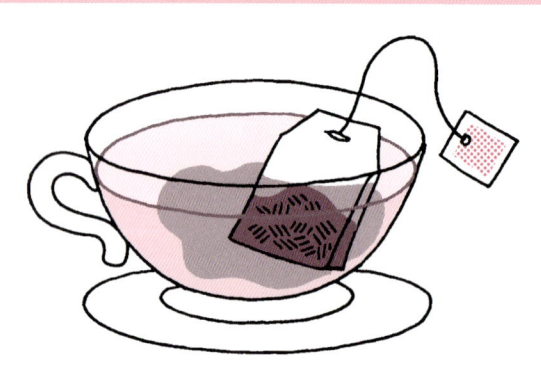

お湯にティーバッグを入れると紅茶の成分がティーバッグの袋を越えてカップのお湯全体に広がります。このように、濃度の濃いほう（ティーバッグの中のお湯）から薄いほう（ティーバッグの外のお湯）へ半透膜（ティーバッグ）を越えて溶質が移動することを「透析」といいます。
これを血液浄化に応用したのが透析医療です。

（註：透析をティーバッグにたとえるのは川端研治先生の発案です）

はじめに、血液透析、血液濾過、あるいは腹膜透析で利用される原理や用語について解説します。

半透膜

半透膜とは、細かな一定の大きさの孔が空いている膜です（図1）。この膜

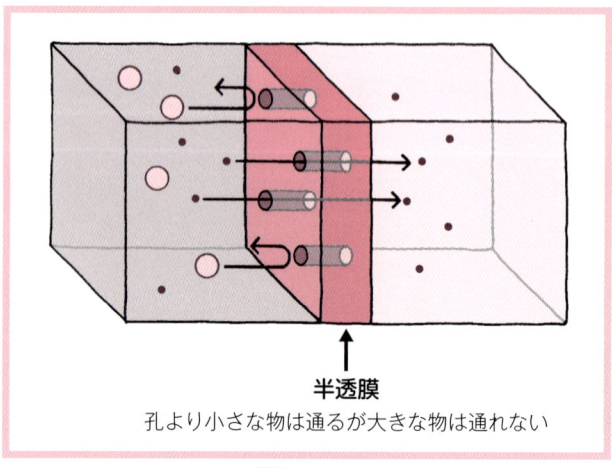

半透膜
孔より小さな物は通るが大きな物は通れない

図1 半透膜

は、空いている孔よりも小さな物質は通しますが、その孔より大きな物質は通しません。"目の細かいザル"のようなものです。

半透膜を介して2種類の溶液（たとえばブドウ糖水溶液と食塩水）が接している場合、片方の溶質（たとえば食塩）は孔を通れて、もう一方の溶質（ブドウ糖）は通れないなら、半透膜の孔を通過できるのは、溶媒（水）と孔を通過できる溶質（食塩）だけとなります。

浸透と浸透圧

半透膜を介して濃度の異なる溶液（たとえば濃いブドウ糖水溶液と薄いブドウ糖水溶液）が接していて、溶けている溶質（ブドウ糖）は半透膜の孔を通れない場合、半透膜の孔を通して移動できるのは溶媒（水）のみとなります。この場合、溶質濃度の薄い溶液（ブドウ糖濃度の薄い溶液）から、溶質濃度の濃い溶液（ブドウ糖濃度の濃い溶液）へと、半透膜の孔を通して溶媒（水）が移動します。これは2つの溶液の間にある濃度のくい違いを減らそうとする働きがあるからです。

白菜の一夜漬けを作るとき、白菜に塩をふっておくと白菜から水が出てしんなりしますね。これと同じです。白菜の外側に付着した塩の濃度が濃いため、これに引っ張られて白菜の中から外へ水が移動します。このように**半透膜を通して溶媒（水）が移動することを"浸透"と呼びます**。そして、**溶媒（水）が半透膜を通って浸透しようとするときに生じる圧力を"浸透圧"と呼びます**（図2）。

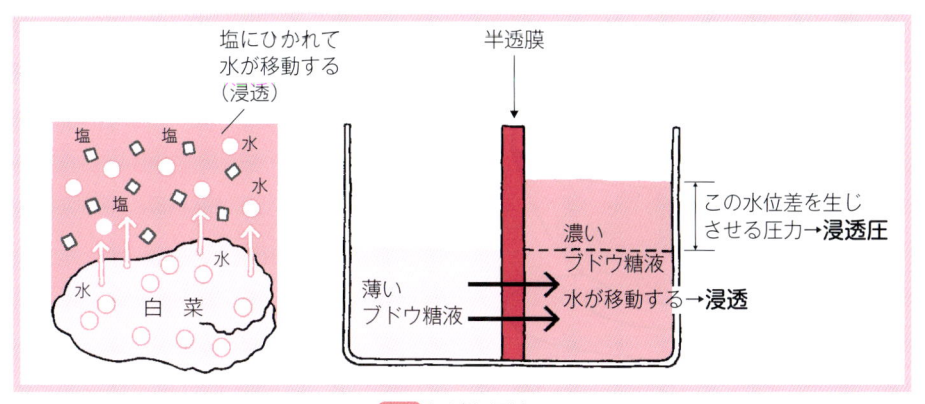

図2 浸透と浸透圧

拡散と透析

　1つの溶液（ブドウ糖水溶液）の中に溶質濃度（ブドウ糖濃度）の濃い場所と薄い場所があったとして、濃度の濃い場所から濃度の薄い場所に溶質（ブドウ糖）が自然に移動していくことを"拡散"といいます。拡散が生じる結果、当初あった溶質濃度の偏りは次第になくなっていき、最終的には溶液全体が同じ濃度になります。紅茶の入ったカップに角砂糖を1個入れると、かき混ぜなくても時間がたてば砂糖はすべて溶けてしまいますね。これと同じです。

　次いで、半透膜を境界として濃度の異なる溶液（たとえば濃いブドウ糖水溶液と薄いブドウ糖水溶液）が接していて、溶けている溶質（ブドウ糖）が半透膜の孔を通れる場合、溶けている溶質（ブドウ糖）は、前述の"拡散"の働きによって、半透膜を越えて濃度の濃い溶液から濃度の薄い溶液へと移動していきます。このように濃度勾配による拡散が"半透膜を越えて"生じると、これを"透析"といいます。

濃度の濃い部分から薄い部分へ溶質が移動する
→拡散

濃度の濃いほうから薄いほうへ半透膜を越えて拡散する
→透析

お湯にティーバッグを入れると紅茶の成分がティーバッグの袋を越えてカップのお湯全体に広がる。透析はこれと同じ。

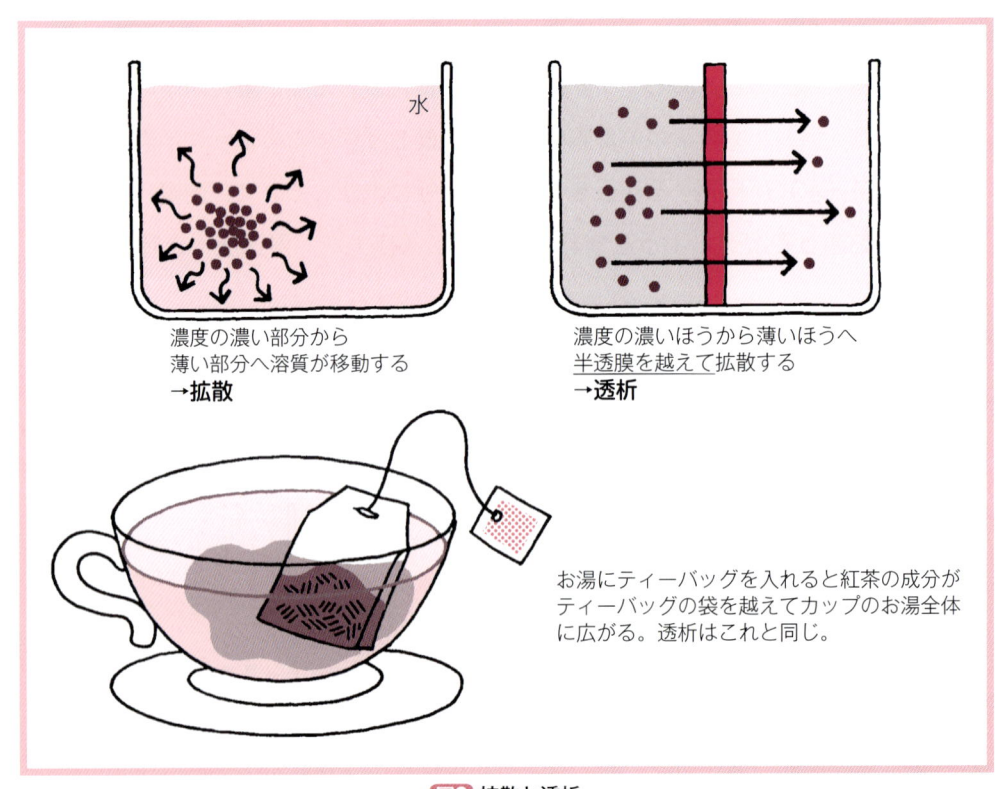

図3 拡散と透析

"透析現象"は、ティーバッグで紅茶を入れる場面にたとえられます。お湯の中にティーバッグを入れると、紅茶の成分がティーバッグの袋を越えてお湯全体に広がっていきます。透析はこれと同じです（図3）。

　まとめますと、**濃度の濃いほうから薄いほうへ溶質が移動することを"拡散"、拡散していく途中で半透膜を越えると"透析"**です。もともと"透析"とは、医療に限らず上記の物理現象を広く説明する用語です。この"透析"原理を血液浄化に応用したのが、われわれの携わる透析医療です。

濾過と浸透

　固体粒子（たとえばブドウ糖）が溶けている液体（たとえばブドウ糖水溶液）を、溶けている固体粒子よりも小さな孔の空いた膜（濾過膜）に通し、**液体（水）と固体粒子（ブドウ糖）を分離しようとすることを"濾過"**といいます。

　濾過は、砂金の混じった砂をふるいにかけて、砂の中から砂金だけを取り出そうとすることに似ています。あるいは、ドリッパーを使ってコーヒーを入れる場面にたとえられるかもしれません（図4）。フィルターがコーヒー（水）とコーヒー豆を濾過しているわけです。濾過は液体だけでなく気体に対しても用いられます。マスクをかけて、吸い込む空気からインフルエンザウイルスを取り除こうとするのも、マスクを濾過膜とした空気の濾過となります。

　先ほど、半透膜を介して溶媒が移動することを浸透と呼ぶことを説明しまし

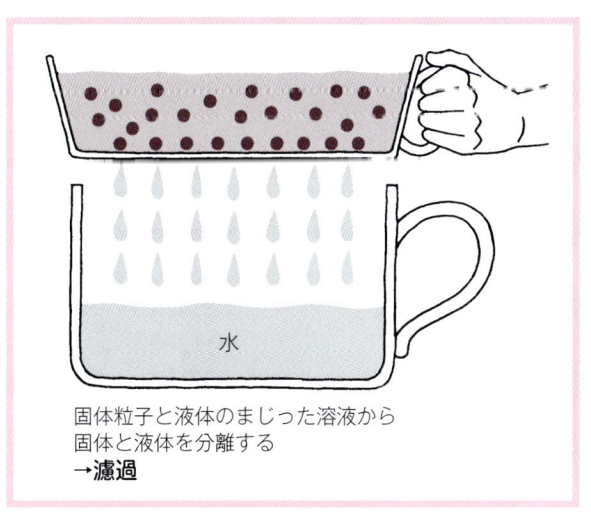

固体粒子と液体のまじった溶液から
固体と液体を分離する
→濾過

図4 濾過と浸透

たが、液体の濾過に関する限り、濾過と浸透はどちらも"濾過膜（半透膜）を越えて液体（溶媒）が移動する"ことを意味しており、ほとんど同じ意味となります。

なお、濾過される固体粒子が非常に小さな粒子（分子レベル）である場合、通常の濾過を超えた濾過、という意味で"限外濾過（ultra-filtration）"といいます。

逆浸透と逆濾過

半透膜を介して接している濃度の異なる2つの溶液（たとえば濃いブドウ糖液と薄いブドウ糖液）の溶媒（水）が半透膜を越えて移動することを浸透と呼び、浸透を生じさせる圧力が浸透圧であることを先に説明しました。この浸透圧を凌駕する圧力を人為的にかけると"自然状態に逆行して（浸透圧に逆らって）"濃度の濃い溶液から濃度の薄い溶液へと溶媒（水）を移動させることができます。これを自然浸透と逆に浸透が生じるので"逆浸透"といいます（図5）。逆浸透では、濃度の濃い溶液をさらに濃く、濃度の薄い溶液をさらに薄くしていくことができます。すなわち、逆浸透を用いることで、溶液（たとえば食塩水）から溶かしている溶媒（水）と溶けている溶質（塩）を分離することができます。逆浸透は海水の淡水化や、透析治療のための純水精製に用いられます。

通常の血液透析療法では除水のために血液側から（透析膜を越えて）透析液側に水を濾過しますが、これとは逆に**透析液側から血液側に水を濾過する**（血

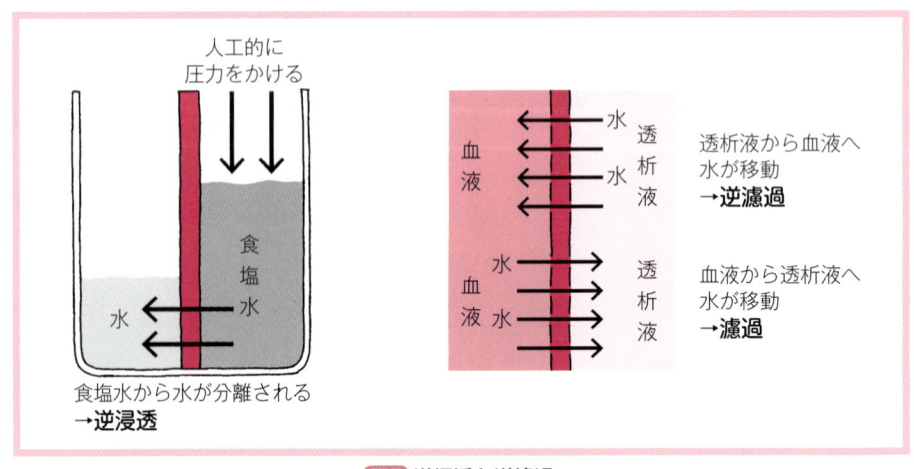

図5 逆浸透と逆濾過

液中に水を押し込む）ことを"逆濾過"といいます（図5）。逆浸透は自然科学全般で用いられる一般的な用語ですが、逆濾過は透析医療分野だけで用いられる用語です。

> **これですっきり！わかるPOINT**　患者の血液浄化を行うための透析療法で利用される原理には、半透膜、浸透、拡散、濾過、逆浸透、逆濾過がある。

2 血液透析 (hemodialysis；HD)

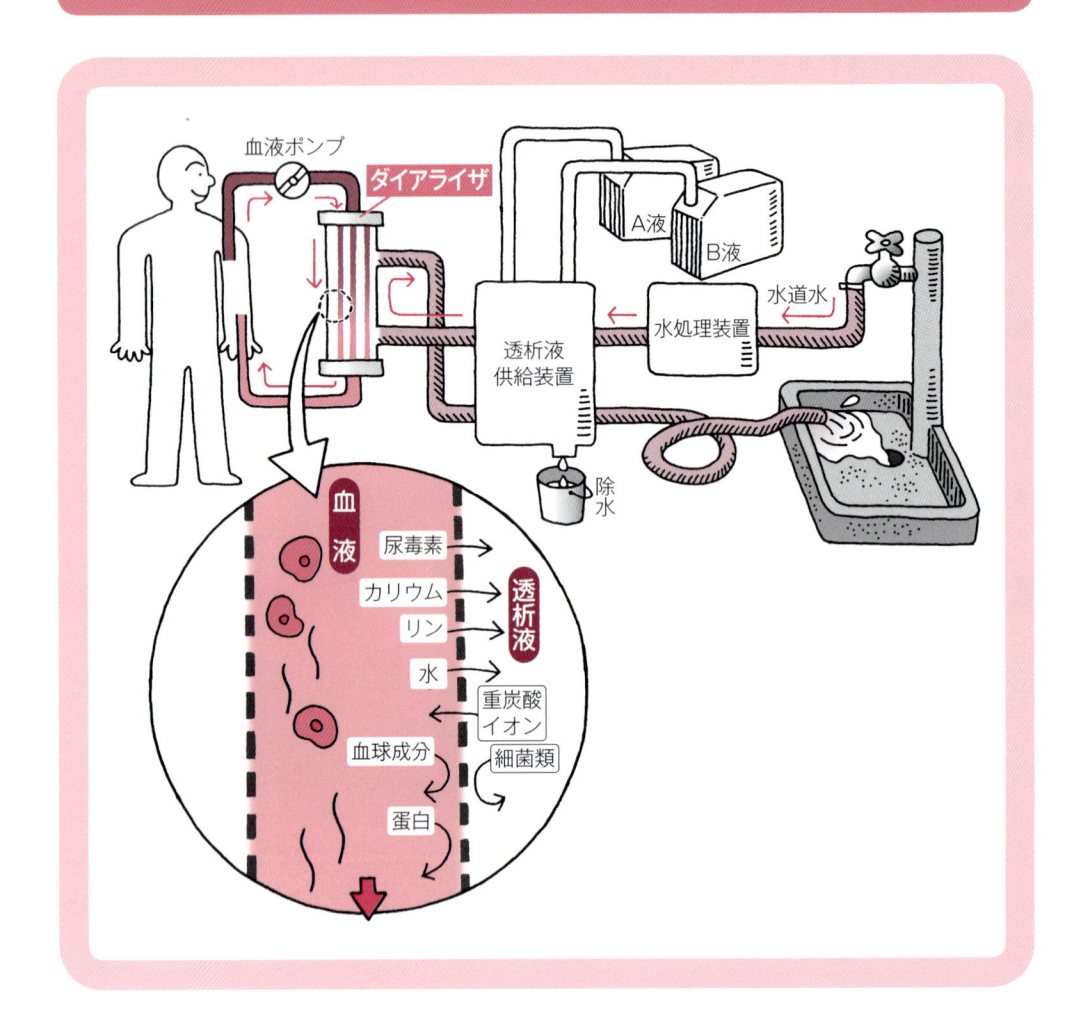

　血液透析とは、患者の身体から血液を体外に取りだしてダイアライザと呼ばれる血液浄化器に通し、尿毒素を除去、電解質・酸塩基平衡を調整、過剰な水分を除去し、患者に返すことで、患者体液を浄化しようとする治療です。

　ダイアライザへ流れてきた血液は、透析膜（半透膜）を境界として透析液と接触します。透析膜の孔を通過する物質は、先に説明した拡散により濃度の高いほうから低いほうへと移動します（透析作用）。通常、尿毒素や過剰なカリウム、リンが透析液中に除去され、重炭酸イオンなどは逆に透析液から血液中へと補給されます。

　過剰な水分は、透析液側の静水圧を血液側よりも低くする（陰圧をかける）

ことで濾過します（血液から水を吸い出します）。血液の浸透圧が高いため、除水するには透析液側にかける陰圧を浸透圧よりも大きくする必要があります（これを血液から透析液への水の逆浸透ということもできます）。

血液透析は小分子量物質の除去に優れているため、末期腎不全患者に対する血液浄化法としてもっとも広く用いられています。

これですっきり！わかるPOINT
- 血液透析とは、患者の身体から血液を体外に取りだしてダイアライザという血液浄化器に通し、血液を調整して患者に返すことで、患者体液を浄化する治療である。
- 血液透析は小分子量物質の除去に優れているため、末期腎不全患者に対する血液浄化法としてもっとも広く用いられている。

3 血液濾過 (hemofiltration；HF)

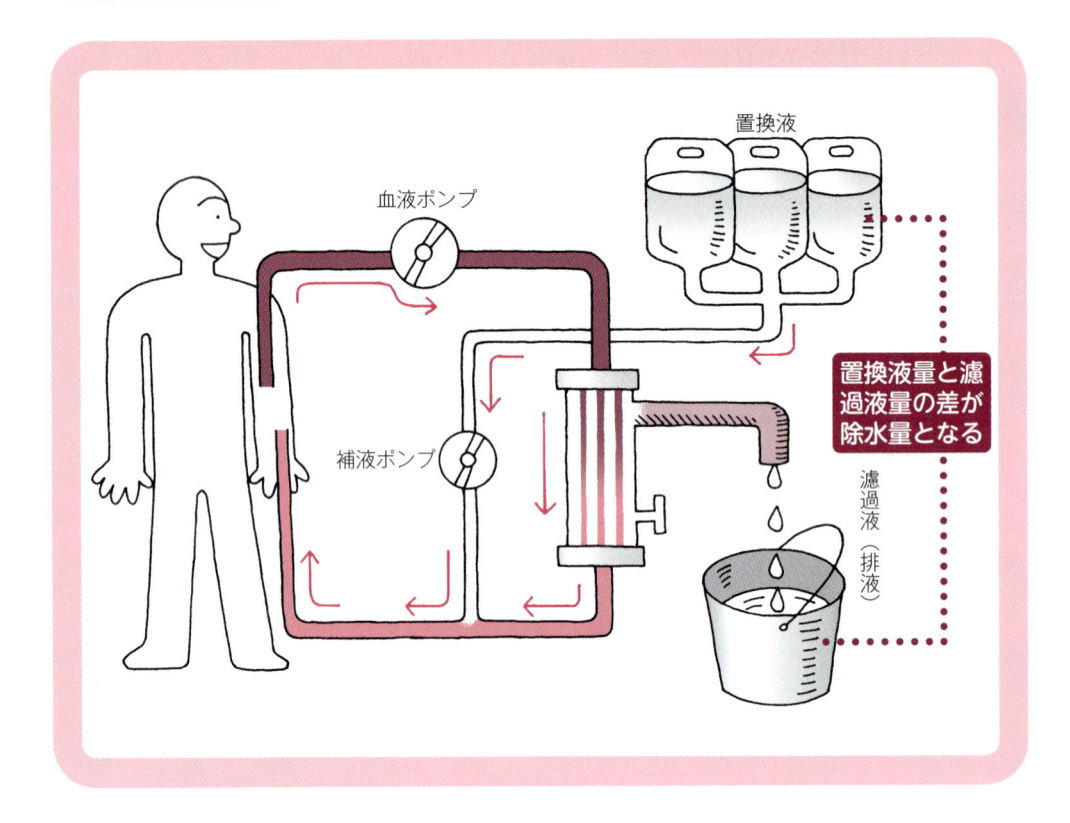

図中ラベル：
- 血液ポンプ
- 置換液
- 補液ポンプ
- 置換液量と濾過液量の差が除水量となる
- 濾過液（排液）

　ダイアライザと同様の材質と構造をもったヘモフィルター（濾過膜）を用い、濾過膜外を陰圧にすることで（大気圧でよいこともあります）、血漿成分の一部を血液中から濾過膜外へと吸い出します。吸い出された濾過液中には血液中と同じ濃度の毒素が含まれますので、大量に濾過すれば濾過液中の毒素を血液から除去できることになります。ただ、これだけでは体液が枯渇してしまいますので、ヘモフィルターの下流で濾過した濾過液と同量の置換液（リンゲル液に近い組成の電解質液）を補液します。毒素で汚れた体液を捨てて、きれいな水と入れ替えるわけです。これはちょうど"洗濯が終わった後、洗濯物から汚れた石けん水を脱水し、その後きれいな水を入れて洗濯物をすすぐ"のに似ています（図1）。補液量を濾過液量よりもわずかに少なくすることで、その差分を除水することができます。

　血液濾過は透析液を用いないため、必要とする設備が簡便です。また、心循環器系に与える負荷が少ない利点があります。これらの利点を活かして、緊急

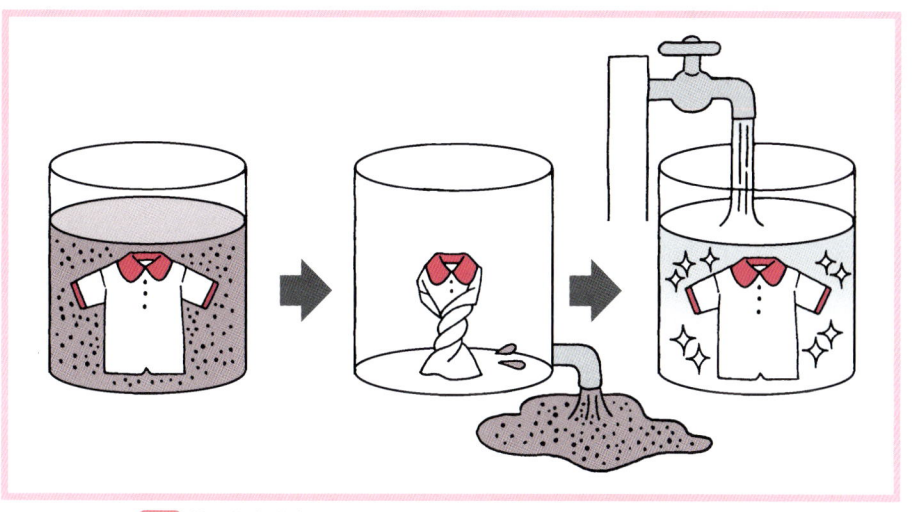

図1 洗濯物を脱水してからすすぐのに似ている血液濾過（後希釈法）

時の血液浄化や重症患者に対する持続的な血液浄化法として用いられます。小分子量物質のクリアランスは血液透析に比べて低いですが、中分子量以上の物質の除去能に優れます。

なお、イラスト（p.48）のように濾過した後に置換液を補充する方法を"後希釈法"といいます。後希釈法で濾過量（置換液量）を大きくとると、濾過膜内で血液が濃くなり過ぎて固まってしまうため、後希釈法では置換液量をあまり大きくとれません。これに対して、先に置換液を血液に補充して血液を薄めておき、その後、薄めた血液から補充した置換液量分の水を濾過する方法もあります。これを"前希釈法"といいます。前希釈法では置換液量を大きくとっても濾過膜内で血液が固まることがないので、置換液量を大きくとることができます。

これですっきり！わかるPOINT

- 血液濾過は、ヘモフィルター（濾過膜）を用いて、血漿成分の一部を血液中から濾過膜外へと吸い出し補液を行い、血液を浄化する。
- 血液透析に比べて、血液濾過は透析液を用いないため設備が簡便で、心循環器系に与える負荷が少ない。
- 小分子量物質のクリアランスは血液透析に比べて低いが、中分子量以上の物質の除去能に優れている。

4 イーカム (extracorporeal ultrafiltration method ; ECUM)

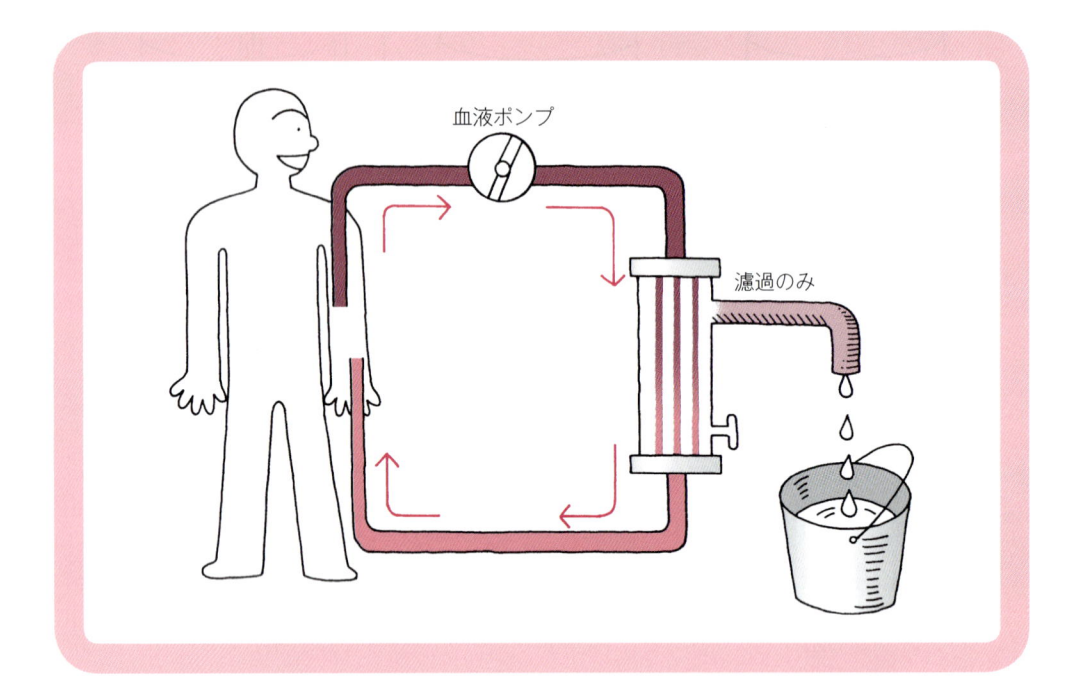

　ECUMの直訳は"体外循環による限外濾過法"です。血液濾過と同様の器材を用いて、濾過（限外濾過）のみを行います。補液は行いません。血液透析で透析液循環を停止し、透析液回路側を陰圧として除水のみを行っても同様の処置になります。溶質除去を伴わずに体液除去を行うため、体液除去に伴う循環動態への負荷を最小にできます。

　うっ血性心不全で急速に体液を除去したいとき、循環動態が不安定な患者に除水のみを行いたいときに適応します。なお、ECUMによる除水が透析しながらの除水よりも心循環器系への負荷が少ない理由は、この後の確認テスト（p.60）で解説します。この場ではとりあえず"そういうものだ"としておいてください。

これですっきり！わかるPOINT

- イーカムは血液濾過と同様の器材を用いて、補液は行わず、濾過（限外濾過）のみを行う。
- うっ血性心不全に対する急速な体液除去、循環動態が不安定な患者への除水に適している。

5 血液透析濾過（hemodiafiltration；HDF）

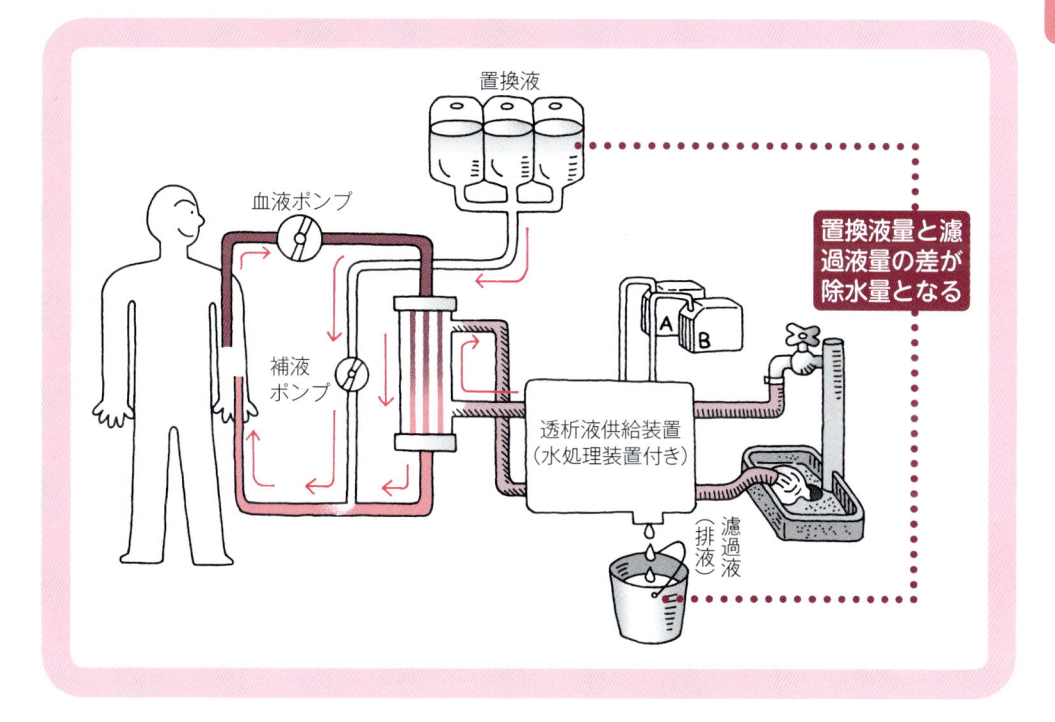

血液透析と同様の器材と回路構成を用いて血液透析療法を行い、同時に血液濾過と同様の補液回路を付与して、透析膜からの限外濾過と同量の補液を行います。血液透析の小分子量物質除去能はそのままに、血液濾過の中分子量物質除去能を兼ね備えることができます。透析アミロイドーシスやレストレスレッグス症候群（むずむず脚症候群）の治療や予防、あるいは高効率の透析を行いたいときに適応されます。

先に"透析現象"を"ティーバッグで紅茶を入れる場面"に、"濾過"を"ドリッパーでコーヒーを入れる場面"にたとえましたが、血液透析濾過では尿毒素を除去するために"紅茶（透析）"と"コーヒー（濾過）"を両方利用していることになります（図1）。

補液には、血液濾過と同様の電解質液ボトルを用います。近年では、透析液を清浄化したうえで分流し、そこに濾過フィルターを介して補液として血液内に輸注する方法も用いられます。これはon-line hemodiafiltration（on-line HDF）と呼ばれます。これに対し、電解質液ボトルを用いる古典的な透析濾

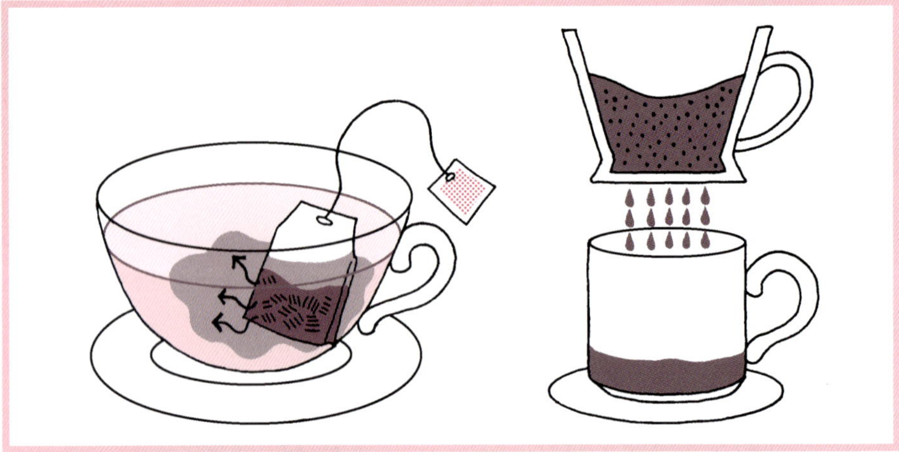

図1 血液透析濾過は尿毒素除去に透析（紅茶）と濾過（コーヒー）を両方利用

過法はoff-line HDFとも呼ばれます。

　血液透析濾過も血液濾過と同様に、血液を濾過してから置換液を補充する"後希釈法"（イラスト、p.51）と、血液に置換液を補充して血液を薄めておいてから置換液量分の水を血液から濾過する"前希釈法"の2つの方法があります。血液濾過の項（p.48）で説明したように、後希釈法では置換液量をあまり大きくとれませんが、前希釈法では置換液量を大きくとることができます。

　ヘモフィルターの限外濾過を周期的に逆濾過に切り替え、ヘモフィルターを透析液濾過フィルターとして透析液を血液内に押し込んで補液を行うpush/pull HDFもあります。

　on-lline HDFやpush/pull HDFでは電解質液ボトルを用いないため、操作が簡便で、かつ大量の液置換が可能です。

これですっきり！わかるPOINT
- 血液透析濾過（HDF）は、血液透析療法と同時に血液濾過の補液回路で限外濾過と同量の補液を行う方法。
- 血液透析の小分子量物質除去能はそのままに、血液濾過の中分子量物質除去能を兼ね備えていて、高効率の透析を行いたいときに適している。
- HDFにはon-lline HDFやpush/pull HDFという方法があり、電解質液ボトルを用いないため操作が簡便で、大量の液置換が可能。

6 血漿交換療法（アフェレシス、apheresis）

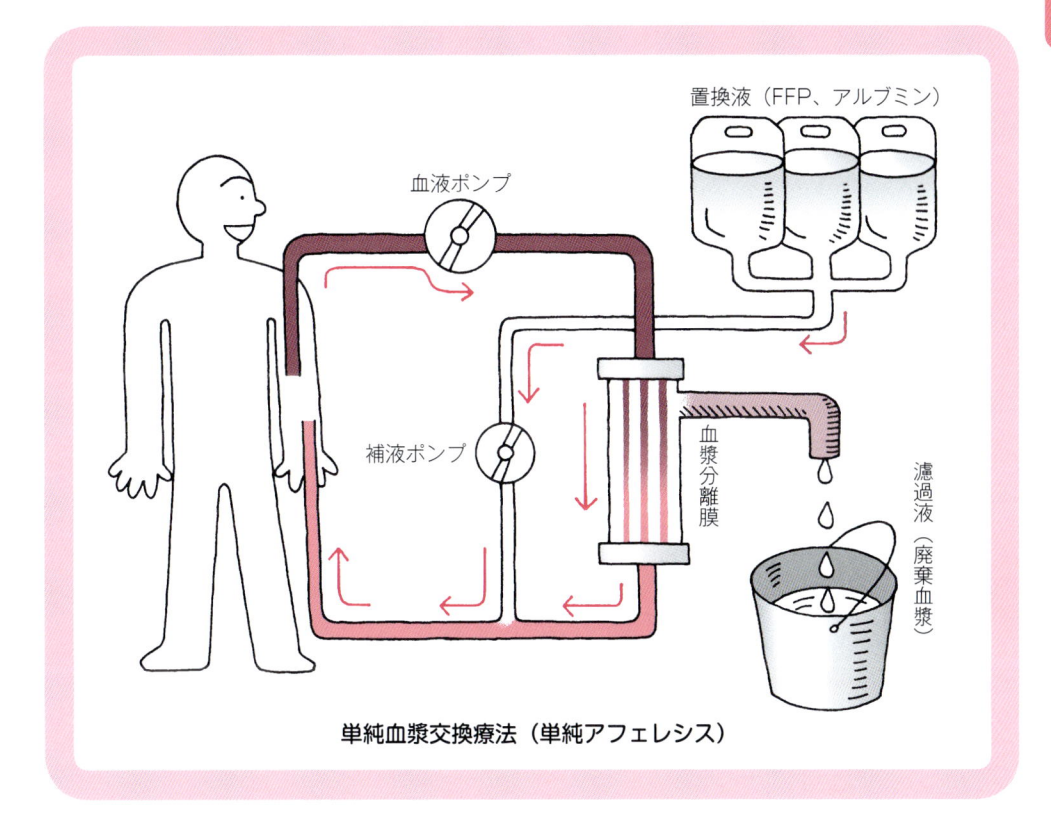

単純血漿交換療法（単純アフェレシス）

図：置換液（FFP、アルブミン）、血液ポンプ、補液ポンプ、血漿分離膜、濾過液（廃棄血漿）

　血漿交換療法（アフェレシス）は血漿成分を浄化する目的で用いられます。回路構成は血液濾過に似ています。血液濾過との違いは、用いられるフィルターです。血漿交換用の濾過膜は、水や電解質だけでなく、血漿蛋白などの大分子量物質も簡単に濾過されるようにできています。しかし、血小板や赤血球、白血球などの血球成分は通りません。この膜を介して血液を濾過することにより、血液中の血漿成分を分離することができます。

　単純血漿交換療法（単純アフェレシス）では、濾過された血漿成分をすべて廃棄してしまい、その代わりに同量の置換液を補液します。汚れた血漿を分離して捨て、きれいな血漿と入れ替えるわけです。置換液には新鮮凍結血漿やアルブミン液、あるいは電解質液などを用います。単純血漿交換療法は、劇症肝炎での毒素除去と凝固因子補充、あるいは膠原病での自己抗体除去などのために用いられます。

これですっきり！わかるPOINT

- 血漿交換療法（アフェレシス）は血漿成分を浄化する目的で用いられる。
- 単純血漿交換療法（単純アフェレシス）は、濾過された血漿成分をすべて廃棄し、同量の置換液（新鮮凍結血漿など）を補液する。
- 劇症肝炎や膠原病の患者などに用いられる。

7 二重膜濾過血漿分離交換法（double filtration plasmapheresis；DFPP）

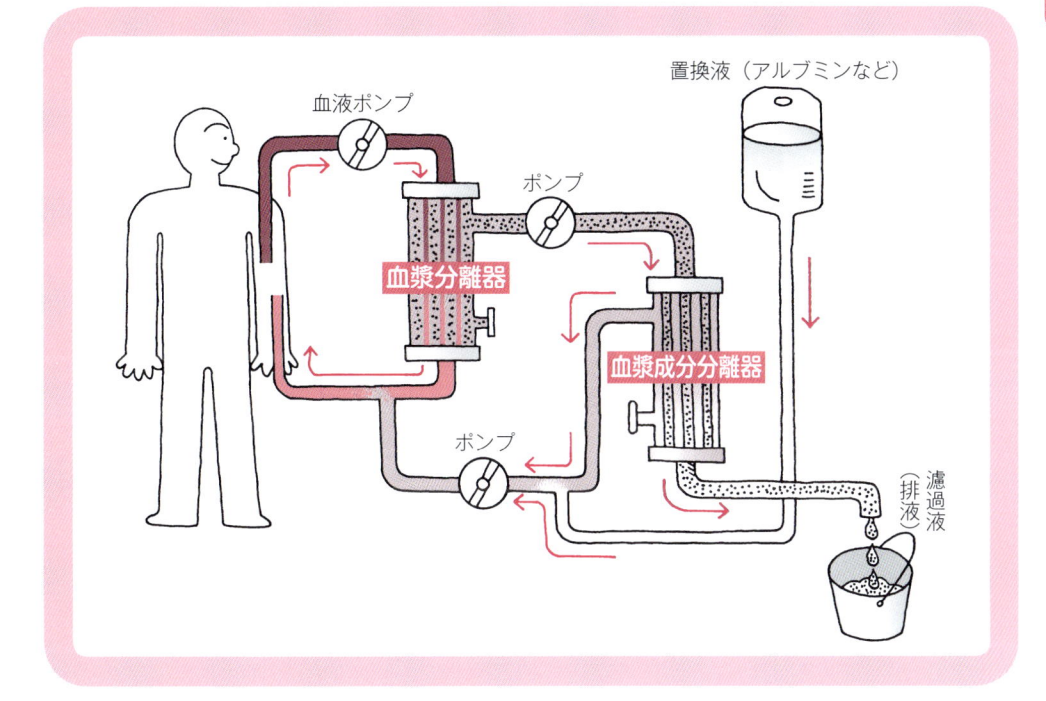

　二重膜濾過血漿分離交換法（DFPP）では、単純血漿交換療法と同様に、患者血液を体外に取りだしたうえで血漿分離器を通して血漿成分だけを分離します。そして、濾過された血漿成分をさらに血漿成分分離器に通して"水、電解質、小・中分子量蛋白"と"大分子量蛋白"に分離します。分離された"水、電解質、小・中分子量蛋白"は血液中に戻し、残った"大分子量蛋白"だけを廃棄します。

　DFPPでは処理血漿量に比べて置換液量を大幅に減量できます。このため、置換液を補液しない場合もあります。DFPPは、膠原病での自己抗体や免疫複合体の除去、あるいは家族性高脂血症でのLDLコレステロール除去などに用いられます。

これですっきり！わかるPOINT

- DFPPは、患者血液を体外に取りだして血漿成分だけを分離し、"水、電解質、小・中分子量蛋白"は血液中に戻し、"大分子量蛋白"を廃棄する。
- DFPPでは血漿成分の一部を捨てるだけなので置換液量を大幅に減量できる。
- 自己抗体や免疫複合体、LDLコレステロールの除去に用いられる。

8 血漿吸着療法 (plasma adsorption ; PA)

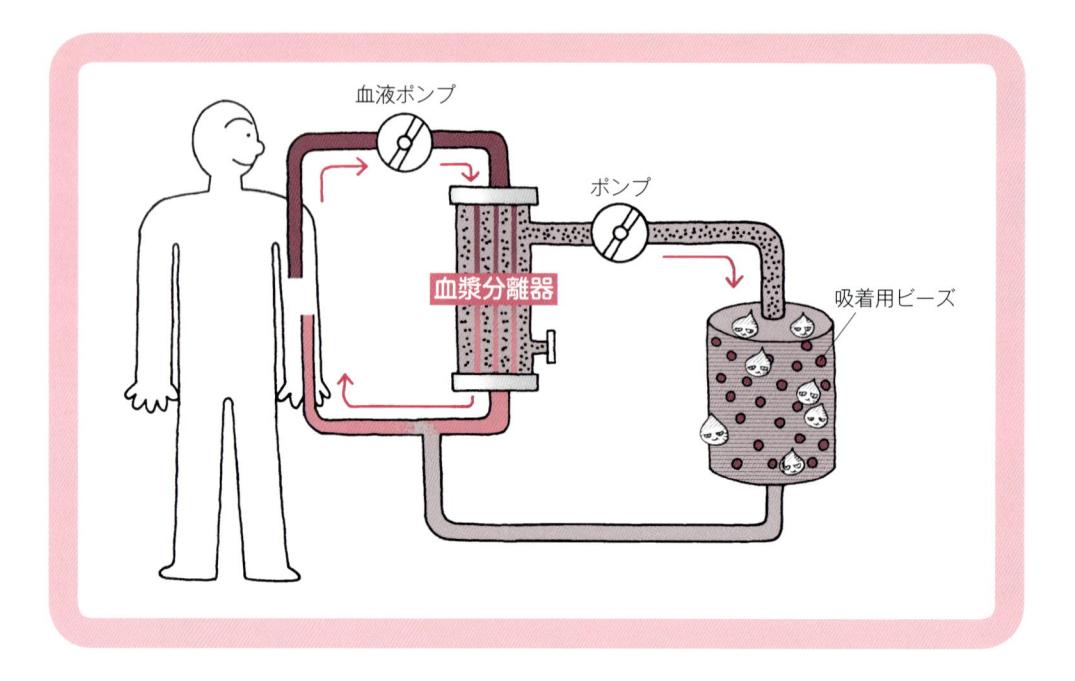

　血漿交換療法（p.53）と同様、血漿成分を浄化する目的で用いられます。DFPP（p.55）では、血漿分離器で分離した血漿をさらに血漿成分分離器に通して分離しました。しかし、血漿吸着療法では、血漿分離器で分離した血漿を、特定の病因物質を吸着するように設計されたビーズを充填した吸着カラム内に通し、ビーズ表面に病因物質を吸着させることで血漿から病因物質を除去します。

　血漿吸着療法では血漿成分を捨てないので、置換液が不要です。先のDFPPと同様、自己抗体や免疫複合体の除去、あるいはLDLコレステロールを除去するために用いられます。

これですっきり！わかるPOINT

- PAは血漿成分を浄化する目的で用いる。血漿分離器で分離した血漿を、吸着カラム内のビーズに病因物質を吸着させることで除去し、置換液が不要。
- 自己抗体や免疫複合体、LDLコレステロールの除去に用いられる。

9 直接血液灌流法（direct hemoperfusion ; DHP）

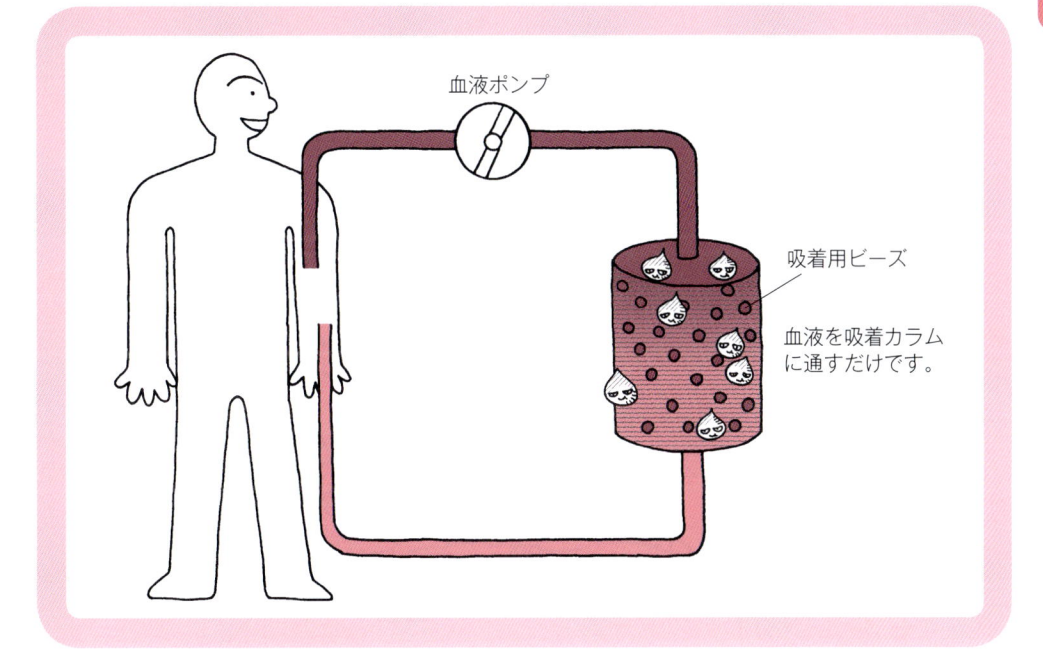

血液ポンプ

吸着用ビーズ

血液を吸着カラムに通すだけです。

　血漿吸着療法（p.56）と同様に、毒素吸着能をもったビーズや活性炭を充填した吸着カラムを用いますが、血球と血漿を分離せずに血液を直接（そのまま）吸着カラムに通します。特定の蛋白（β_2-ミクログロブリンなど）やペプチドの除去、あるいは薬物中毒の際の薬物除去や肝不全の際の毒素除去、最近ではエンドトキシンショックの際のエンドトキシン除去などにも用いられます。血漿成分ではありませんが、白血球を除去するカラムを用いることで白血球除去療法を行うこともできます。

　吸着カラムを血液透析や血液濾過の回路に挿入すれば、それぞれの血液浄化法と同時に行うこともできます（できないものもあります）。

これですっきり！わかるPOINT

- 直接血液灌流法は、血球と血漿を分離せずに血液を直接吸着カラムに通し、特定の蛋白やペプチド、薬物中毒の薬物、肝不全の毒素、エンドトキシンの除去などに用いられる。
- 白血球除去療法を行うことも可能。
- 血液透析や血液濾過と同時に行うことも可能。

10 腹膜透析（peritoneal dialysis ; PD）

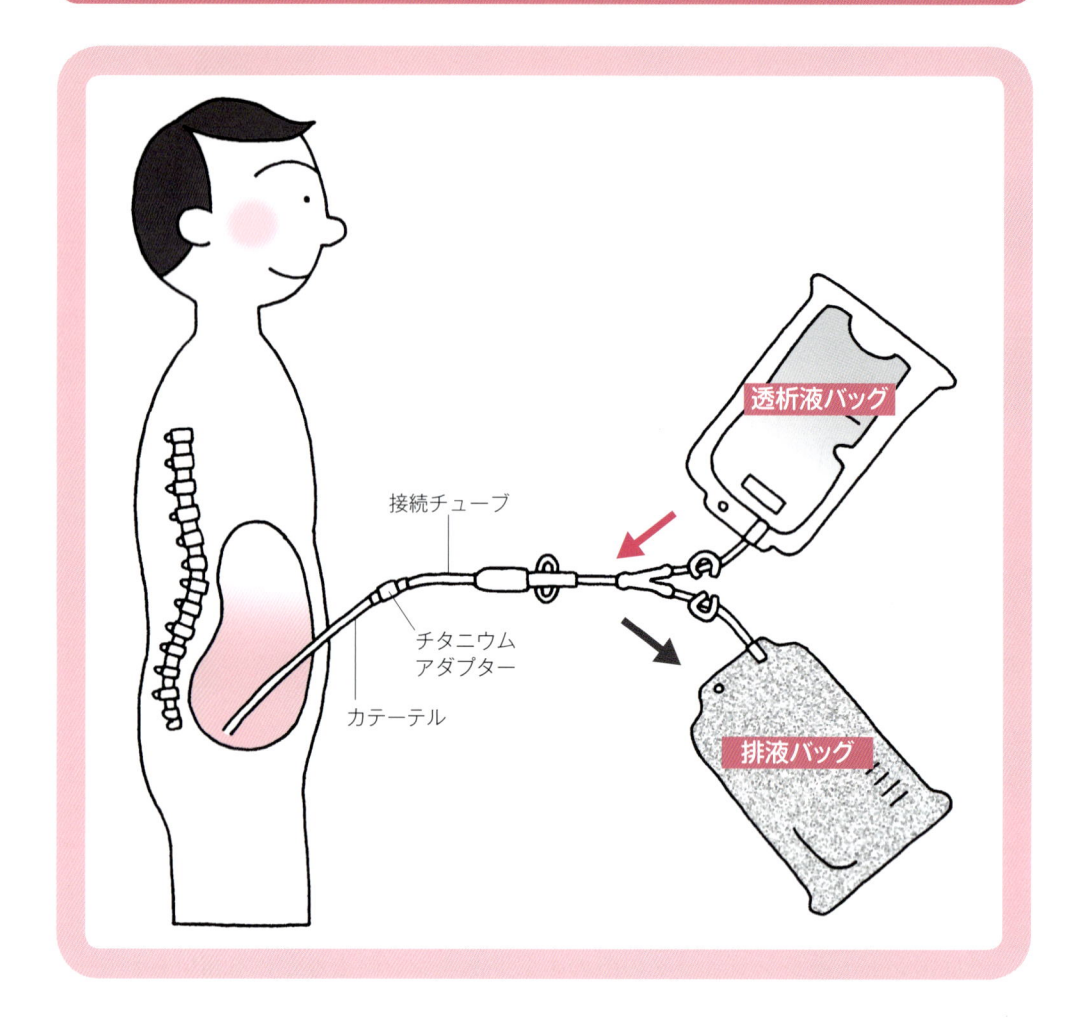

　腹壁を貫いてダグラス窩に留置されたシリコンカテーテルを介し、体外から腹腔内への透析液の注排液をくり返します。腹腔内の腹膜を物質交換膜として、腹膜下の毛細血管と腹腔内の透析液との間で尿毒素除去や電解質の調節を行います。透析液内の高濃度ブドウ糖による高浸透圧を利用して、血管内から過剰体液を除去します。

　透析液の交換操作は1日4～5回、1回注液量は2Lが標準です。夜間に自動的に透析液の注排液操作を行う自動腹膜透析（automated peritoneal dialysis ; APD）装置も利用されます。これを利用すれば、日中の注排液操作回数を減らすことができます。

> **これですっきり！わかるPOINT**
> - PDは、体外から腹腔内への透析液の注排液をくり返し、腹膜を物質交換膜として尿毒素除去や電解質の調節を行う。
> - 透析液の交換操作は1日4～5回、1回注液量は2Lが標準。

引用・参考文献
1）川口良人ほか．CAPD Nurse College基礎コーステキスト．東京，バクスター，2007．

確認テスト

問題1 物理現象としての"透析"とはどのような現象でしょうか？
"半透膜"、"拡散"の2語を用いて説明してください。

問題2 血液透析の原理を説明してください。

問題3 血液濾過の原理について説明してください。

問題4 イーカム（ECUM）について簡単に説明してください。

問題5 血液透析と血液濾過の物質除去特性の違いを説明してください。

問題6 血液透析濾過の原理と利点を説明してください。

問題7 血液透析濾過はどのような患者に用いられますか？

問題8 血漿交換療法はどのような病態に適応されますか？

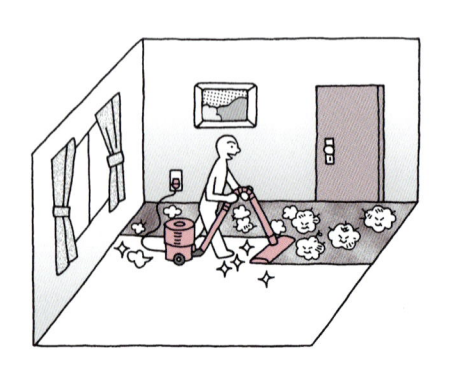

解答 A

❶ 1つの溶液（たとえばブドウ糖水溶液）の中に溶質濃度（ブドウ糖濃度）の濃い場所と薄い場所があったとして、濃度の濃い場所から濃度の薄い場所に溶質（ブドウ糖）が自然に移動していくことを"拡散"といいます（拡散の結果、最終的には全体が均一の濃度になります）。

ここで、"半透膜"を介して濃度の異なる溶液（たとえばブドウ糖水溶液）が接していて、溶けている溶質（ブドウ糖）が半透膜の孔を通れる場合、溶けている溶質（ブドウ糖）は前述の拡散によって、半透膜を越えて濃度の濃い溶液から濃度の薄い溶液へと移動していきます。このように濃度勾配による"拡散"が"半透膜"を越えて生じることを、"透析"といいます。

❷ 血液透析とは、患者の身体から血液を体外に取りだしてダイアライザと呼ばれる血液浄化器に通し、尿毒素を除去、電解質・酸塩基平衡を調整、過剰な水分を除去し、患者に返す治療です。

尿毒素除去、電解質・酸塩基平衡の調整は、半透膜である透析膜を介して血液側と透析液側の濃度差によって生じる拡散現象（透析現象）を利用しています。尿毒素は血液側から透析液側に除去され、血液の電解質と酸塩基平衡は透析液側の電解質濃度やpHにしたがって調整されます。

一方、過剰な水分の除去は、血液側と透析液側に静水圧の差をつくり、血液側から透析液側に透析膜を越えて水を吸い出す（濾過する・逆浸透する）ことによって行っています。

❸ 血液濾過では、血液透析に用いる透析膜と同様の構造を持った膜（半透膜）を濾過膜として用います。そして血液透析と同様に患者の身体から血液を体外に取りだして濾過膜に通します。濾過膜はストロー状の構造となっており、濾過膜ストローの中に血液を流したうえで、濾過膜ストローの外側の圧力を下げて陰圧にします。この結果、濾過膜ストローの中から外に向かって水が吸い出されます。次いで、吸い出された水と同量の電解質液を濾過膜の下流から血液内に補充します。血液の中の汚れた水を取りだして捨て、きれいな水と入れ替えるわけです。この血液濾過により血液から尿毒素が除去されます。

❹ 実は、血液から溶質（毒素）除去を行う透析療法では、たとえ除水をまったく行わなくとも、透析の進行とともに患者の循環血液量は減少してしまいます。ダイアライザで透析された結果、透析された血液中に含まれる溶質（毒素）は減少します。このため、透析されて患者に返る血液の浸透圧は下がります。この血液が患者体内で末梢毛細血管を巡ると、血液の浸透圧が低くなっているために毛細血

管壁（これも半透膜です）を越えて水が血管内から血管外へと吸い出されてしまいます（血管外に多く含まれる毒素が形成する浸透圧にひっぱられて血管外に水が浸透してしまう）。

本文内の浸透について解説した際のモデルで、"濃度の薄いブドウ糖液"を"毒素が除去された血液"、"濃度の濃いブドウ糖液"を"毒素の溜まった毛細血管外の間質液"、"半透膜"を"毛細血管壁"として考えれば理解してもらえるのではないかと思います。

これに対して、ECUMでは血液を濾過して水を除去するだけで、溶質（毒素）除去を行いません。したがって、上記機序による循環血液量減少は発生しません。このため、透析と同じ量の除水を行っても血圧が下がりにくいのです。

❺ 濃度勾配に基づいた透析現象では、半透膜を通過する溶質は、その分子量が小さければ小さいほど半透膜を通過しやすく、逆に半透膜に空いた孔の大きさに分子サイズが近くなればなるほど半透膜を通りにくくなります。この結果、血液透析では小分子量物質の除去効率は高く得られますが、中分子量以上の大きな分子サイズの物質の除去効率は低くなります。一方、濾過膜を介した濾過では、その溶質が濾過膜の孔を通ることができる限り、濾過液を通過した"濾液"中に含まれる溶質の成分構成は濾過される前の溶液と同じになることが知られています。このため、（溶質が孔を通れる限り）分子サイズにかかわらず同じ効率で除去されます。

上記の結果、小分子量物質の除去効率は血液透析で圧倒的に高いですが、中分子量以上の物質の除去効率は血液濾過が優れることになります。

❻ 血液透析濾過は、血液透析を行いながら、同時に大量の除水と同量の補液を行うことで血液濾過も同時に行います。血液透析の小分子量物質除去能はそのままに、血液濾過による優れた中分子量物質除去能を兼ね備えることができます。

❼ 中分子量以上の物質除去を十分に行いたいと考えられる患者に適応されます。具体的には、透析アミロイドーシスやレストレスレッグス症候群など、その病態に中分子量以上の尿毒素蓄積が関与していると考えられる疾患の治療や予防に用いられます。

❽ 血漿蛋白成分に病因物質（あるいは毒素）が多く含まれる場合に、これらの物質（毒素）を除去する目的で適応されます。通常の血液透析や血液濾過では血漿蛋白成分は除去されないからです。具体的には、劇症肝炎などの肝不全時の毒素除去と凝固因子補充、膠原病での自己抗体や免疫複合体の除去、あるいは家族性高脂血症でのリポ蛋白（LDL）除去などの際に適応されます。

第3章

透析の時間・回数
について考えよう

1 なぜ血液透析は週3回が標準的なの？

- 1つのベッドで…
  - 週3回透析なら2人

月曜日	火曜日	水曜日	木曜日	金曜日	土曜日	日曜日
A	B	A	B	A	B	(休み)

  - 週4回透析では1人（週末に重なる）

月曜日	火曜日	水曜日	木曜日	金曜日	土曜日	日曜日
A		A		A		A✕
	B		B		B	B✕

  - 週2回透析では3人

月曜日	火曜日	水曜日	木曜日	金曜日	土曜日	日曜日
A	B	C	A	B	C	(休み)

  - 週1回透析なら6人、透析できる。

月曜日	火曜日	水曜日	木曜日	金曜日	土曜日	日曜日
A	B	C	D	E	F	(休み)

- ベッド運用だけを考えれば、週当たり透析回数は少ないほど良い。
- 患者にとっても、通院日数が減るのでありがたい。

"なぜ週3回なのか？"

週当たりの透析回数とベッド運用

　1週間は7日間です。週3回透析であれば、Aさんを月・水・金曜日、Bさんを火・木・土曜日に透析すれば、1台のベッドで2人の患者を維持することができます。しかし週4回透析では、仮に日曜日に透析を行うとしても、2人

を同時に透析しなければならない曜日がかならず生じます（月・水・金・日と火・木・土・日など）。そこで病床がもう1つ必要となるわけです。これは施設にとって負担です。

逆に週2回透析では、1つの透析病床で3人の患者を維持することができます（月・木、火・金、水・土など）。さらに週1回透析では、日曜日を休んでも1台のベッドで6人の患者を維持できます。

つまり、ベッドの運用効率だけを考えるなら、週当たりの透析回数は少ないほどよいのです。しかし、実際にはそうはなっていません。なぜなのでしょうか？

週当たりの透析回数と治療効果

週3回透析と週6回透析を比較する

週当たりの透析時間の合計は同一という条件で、透析回数と治療効果を考えてみます。透析回数と尿毒素の体内動態に関する厳密な分析は、金森敏幸先生が行っています[1]。ここでは尿酸が尿毒素の代表として分析されていますが、尿素などのほかの尿毒素においてもほぼ同様と考えてよいでしょう。図1[1]に示すように週3回透析から週6回透析に移行すると、尿酸濃度の変化が小刻みになり、同時に変化する濃度全体が低下していくことがわかります。つまり、週当たりの透析回数が多いほうが、尿毒素の平均的な蓄積量を少なく維持することができるのです。

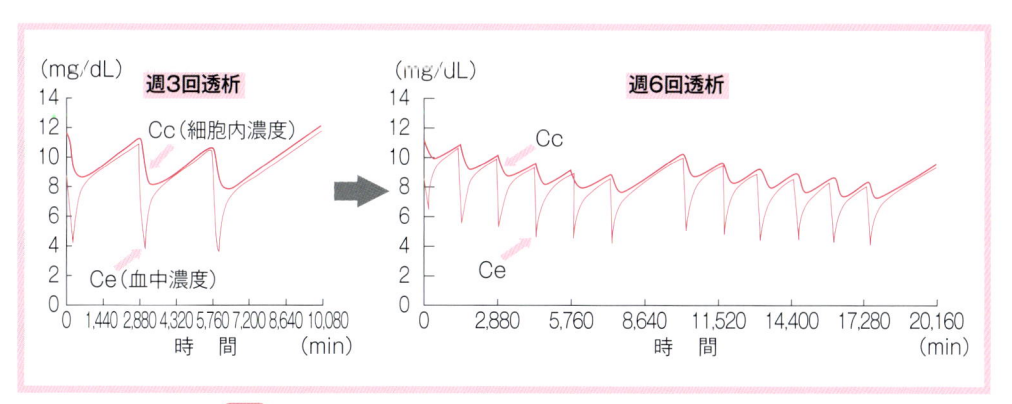

図1 週3回と週6回透析での尿酸濃度推移（文献1より引用）
週3回透析から週6回透析に移行すると、尿酸濃度の変化が週3回透析よりも小刻みになり（より細かなのこぎりの歯のように見える）、同時に変化する濃度全体が週3回よりも低下していくことがわかる。

| 週に1日だけ、6畳の部屋を6回掃除する場合 | 週6日、1日に6畳の部屋を1回ずつ掃除する場合 |
| (週に掃除機がけをする延べ床面積：36畳) | (週に掃除機がけをする延べ床面積：36畳) |

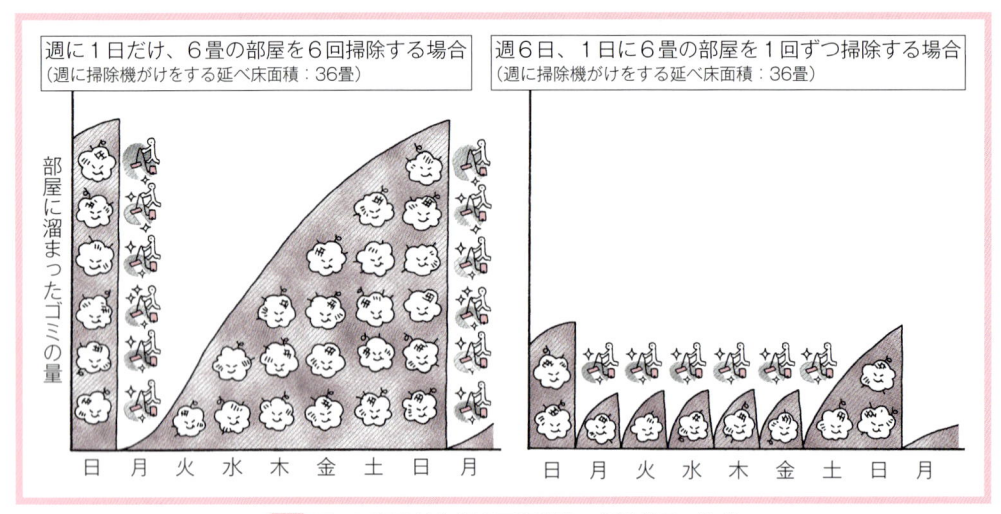

図2 週1回掃除法と週6回掃除法の掃除効果の比較

1週間に掃除機がけする延べ床面積は同じだが、部屋に溜まっているゴミの平均量は週6日掃除したほうが少ない。

部屋の掃除を週1回だけ何時間もするのと、こまめに掃除する状態を比較する

　週当たり透析回数と治療効果の関係はすこし理解しにくいので、再び部屋の"**部屋ゴミ掃除モデル**"で考えてみましょう（図2）。

　部屋の広さ（≒体液量）が"6畳間"の部屋（≒身体）に対して、1週間に"延べ36畳"の広さ分（≒クリアスペース）だけ掃除機をかける（≒透析する）ことにします。そして"週に1日だけ延べ36畳掃除機がけする場合"と、"1日6畳ずつ週6日掃除機がけする場合"を比較してみることにしましょう。週末（日曜日）はお休みです。掃除機は1度かければそこにあったゴミをすべて吸引できる能力（≒クリアランス）をもつこととし、部屋にゴミが増えていくスピード（≒尿素産生速度）は同一とします。そして1週間を通じて"部屋にあるゴミの量（≒尿素濃度）がなるべく少なく維持できる掃除法"が、よりよい掃除法（≒透析法）ということにします。

　まず、週に1日だけ延べ36畳掃除機をかける場合を考えてみます。部屋の広さは6畳ですから、1畳当たり6回続けて掃除機がかかることになります。この掃除機は1回かければそこにあったゴミをすべて吸引できますから、実質的にゴミを吸引するのは最初の1回だけで、これに続くあとの5回の掃除機がけではゴミはほとんど吸引されません。すでにきれいになった床をむなしく吸引するだけです。それでいて、火曜日以降の6日間にはゴミが溜まり続けていき

ます。週末ごろには、部屋はゴミだらけになっているでしょう。そして週明け月曜日に再び部屋に溜まったゴミをまとめて吸引することになります。部屋のゴミの量に着目すると、週1回掃除法では、掃除2日後の水曜日から日曜日は2日分以上のゴミが部屋に溜まった状態（≒高い尿素濃度）が続きます。

　一方、週に6日間、1日6畳分ずつ掃除機をかける場合を考えてみます。部屋の広さは6畳ですから、1畳当たり1回は毎日掃除機がかかることになります。すなわち毎日1回はゴミがない状態にリセットされます。週6回掃除法だと、週末日曜日だけは2日分のゴミが溜まりますが、そのほかの日は溜まってもせいぜい1日分のゴミが溜まるだけで、翌日には掃除されて部屋からきれいにゴミがなくなります。

　週当たりに掃除機をかける延べ床面積はどちらも同じなのに、週1回法では週の大部分をゴミだらけの部屋で暮らさなければなりません。一方、週6回法ならほとんど部屋にゴミが溜まることはなく（≒尿素濃度は低い状態に保たれ）、毎日快適に暮らせます。このような理由で、週当たり透析回数が多いほうが尿素濃度が低く保たれるのです。

　注意してほしいのは、どちらの掃除法でも、1週間たってみれば1週間に溜まったゴミは部屋からちゃんとすべて除去されていることです。違うのは、部屋にあるゴミの量の平均値（≒平均時間尿素濃度〈TAC urea〉）です。

なぜ週3回か？──治療効果、QOL、医療費

　毎日透析したほうが尿素濃度を低く保てることがわかりました。ではなぜ、週3回透析が一般的になっているのでしょうか。これには冒頭に記したベッド利用効率のほか、患者のQuality of Life（QOL）の面からの制約もあります。

　透析クリニックに毎日通うのはたいへんです。患者は透析だけをして生きているわけではありません。透析をしていない時間は、個々人の日常を生きています。週3回透析を受けているのであれば、残りの週4日は透析と関係のない生活を送れます。

　さらに、週当たりの透析回数が多ければ、それだけ医療費がかさみます。結局、治療効果、ベッド運用効率、患者QOL、そして医療費などの側面がせめぎ合って、それぞれについていちばんバランスのよい治療回数が週3回なのです。

表1 透析回数、今昔

- 透析黎明期の1971年には、週2回透析が59.3%と最大多数（週3回は30.3%）。
  ⇒医療費の公的支援が十分ではなかったことが主に影響。
- 現在（2011年末）は週3回透析が96.5%と大多数。
  週2回は3.0%にすぎない（週5回以上もごく少数ながら存在する）。

	週当たり透析回数（回/週）										合計
	0.5[註1]	1.0	1.5[註1]	2.0	2.5[註1]	3.0	4.0	5.0	6.0	7.0	
1971年末[2)]	3	102	7	838	27	429	7	1	0	0	1,414
（%）	0.2	7.2	0.5	59.3	1.9	30.3	0.5	0.1	0.0	0.0	100.0
2011年末[3),註2]	—	612	—	7,264	—	236,162	574	13	17	1	244,643
（%）	—	0.3	—	3.0	—	96.5	0.2	0.0	0.0	0.0	100.0

註1：2011年末調査では、週当たり0.5回、1.5回、2.5回は回答選択肢として用意されなかった（週3.5回についても同様）。
註2：施設血液透析患者についての集計

　ちなみに、約40年前の1971年の人工透析研究会（現在の日本透析医学会）の調査報告では、週2回透析患者が59.3%と最大多数であり、週3回透析は30.3%でした（表1）[2)]。維持透析黎明期には医療費の公的支援が十分ではなく、週2回透析が主流であったようです。

腹膜透析の至適透析量と血液透析の至適透析量

　先に腹膜透析の1週間当たりの至適Kt/Vが1.7以上であることをお話ししました。週に3回行われる血液透析の透析1回当たりの至適Kt/Vが1.4以上であることを考えると、とても少ない印象を受けます。これは、腹膜透析が連日治療であることに理由があります。腹膜透析は血液透析とは異なり、毎日、しかも24時間連続して透析を受けている状態です。前述したように、週当たりにつくられる"毒素なし体液"の延べ総量が一定なら、週当たり透析回数が多いほどTAC ureaは低くすることができます。逆に言えば、一定のTAC ureaを達成するために必要な"毒素なし体液"の延べ総量（すなわち透析量）は、週当たり透析回数が多いほど少なくて済みます。さらに血液透析では、透析終了後から次の透析前にかけて"のこぎりの歯"のように尿素濃度が上昇しますが、連続治療である腹膜透析ではそのようなことはありません。これらの理由で腹膜透析では週のKt/Vが1.7以上あれば維持できるのです。

> **これですっきり！わかるPOINT**
> - 週当たりの透析回数は多いほうが体内の尿毒素の平均値を低く維持できる。
> - 治療効果、ベッド運用効率、患者QOL、医療費などのバランスをとるうえでちょうどよいのが週3回透析になる。
> - 腹膜透析は毎日24時間連続で治療を受けているのと同じ。

引用・参考文献
1）金森敏幸. 透析時間・スケジュールと透析量. 臨牀透析. 19(10), 2003, 1325-32.
2）小高通夫. 全国アンケート調査報告. 人工透析研究会会誌. 5(1), 1972, 92-7.
3）日本透析医学会統計調査委員会. わが国の慢性透析療法の現況（2011年12月31日現在）CD-ROM版. 東京, 日本透析医学会, 2012.

2 なぜ血液透析は1回4時間が標準的なの？

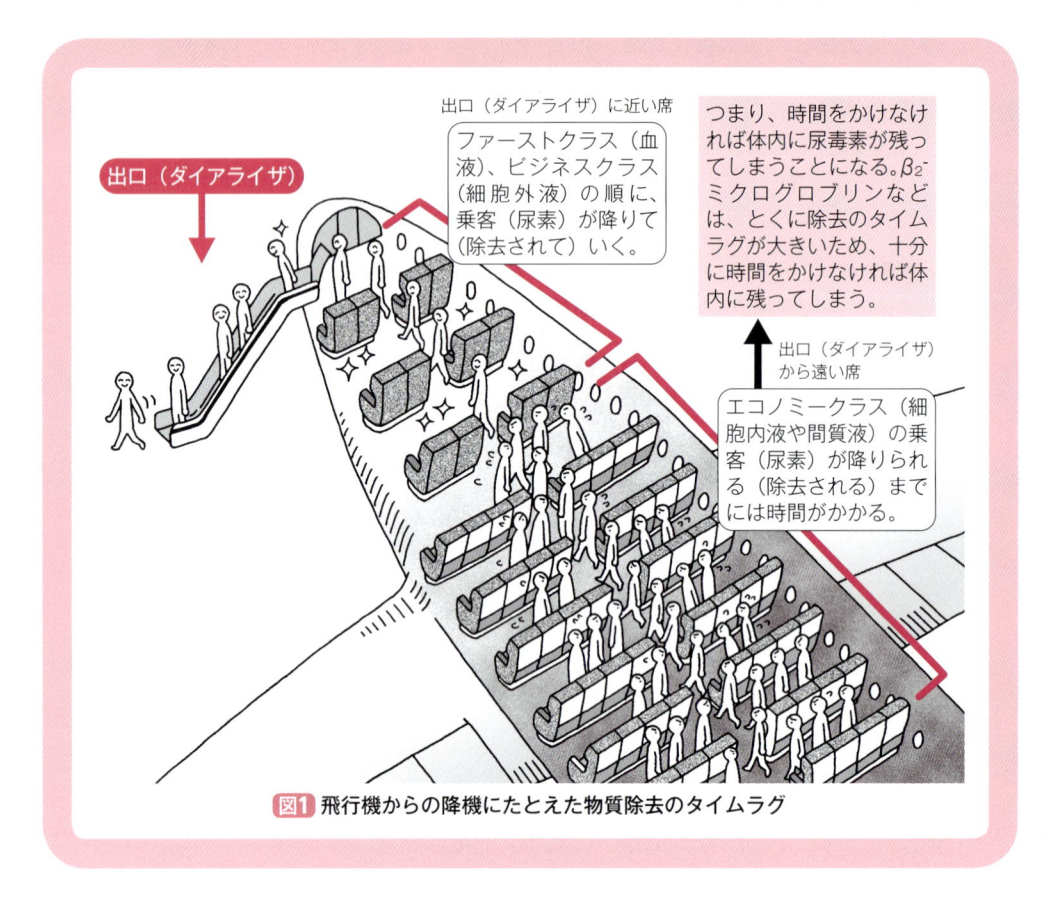

出口（ダイアライザ）に近い席
ファーストクラス（血液）、ビジネスクラス（細胞外液）の順に、乗客（尿素）が降りて（除去されて）いく。

出口（ダイアライザ）

つまり、時間をかけなければ体内に尿毒素が残ってしまうことになる。$β_2$-ミクログロブリンなどは、とくに除去のタイムラグが大きいため、十分に時間をかけなければ体内に残ってしまう。

出口（ダイアライザ）から遠い席
エコノミークラス（細胞内液や間質液）の乗客（尿素）が降りられる（除去される）までには時間がかかる。

図1 飛行機からの降機にたとえた物質除去のタイムラグ

クリアランス増大は透析時間の短縮を完全には補完できない

　Kt/Vは、尿素クリアランス(K)×透析時間(t)÷体液量(V)です。この考え方に忠実に従うなら、尿素クリアランス（K）と透析時間（t）は"等価"となります。つまり、尿素クリアランス（K）を倍にして得られるKt/Vと透析時間（t）を倍にして得られるKt/Vは同じ、となります。

　しかし、前述したように、**実際には尿素クリアランスと透析時間は必ずしも等価ではないことがあきらかにされてきています**（p.27参照）。

　透析時間を短くして、なおかつKt/Vを維持しようとするなら、尿素クリアランス（K）を大きくせざるをえません。しかし、高い尿素クリアランスの透析では先に記したように（p.24）、体内の尿素分布が大きく偏るため不均衡症候

群が発症しやすい問題があります。さらに透析時間を短くすると、時間当たりの除水量（除水速度）が大きくなり、血圧低下を生じやすい問題もあります。

短時間透析の問題点

治療効果における問題点

　短い透析時間には毒素除去上の問題点があります。ここでもう一度、「透析量を上げるにはどうすればよい？」（p.23参照）でも出てきた"**飛行機降機タイムラグ・モデル**"を思い出してみましょう。出口付近の乗客は早く出られますが、出口から遠い座席の乗客は取り残されてしまうのでしたね**（図1）**。透析時間を短くしていくと、ダイアライザから遠い区画（細胞内や間質内）にある毒素が十分に除去されずに取り残されてしまうおそれが生じます。

　たとえば**透析アミロイドーシスの原因となるβ_2-ミクログロブリン**（以下β_2M）は、透析時間をある程度長くとらないと十分に除去できません。これには、β_2Mが間質液という血液から遠い区画に分布していること、そしてβ_2Mは分子量が大きいため区画を超えて移動する際の抵抗が大きい（移動が遅い）ことが影響しています。図2は金成泰先生による透析中のβ_2M濃度の推移のシミュレーションです[1]。ここに示すように、血漿中のβ_2M濃度は透析の進行とともに急速に低下しますが、間質液内のβ_2M濃度はなかなか低下してきません。このような動きをする物質に対しては、ある程度長時間の透析を行わないと、身体からは十分に除去されない可能性があります。

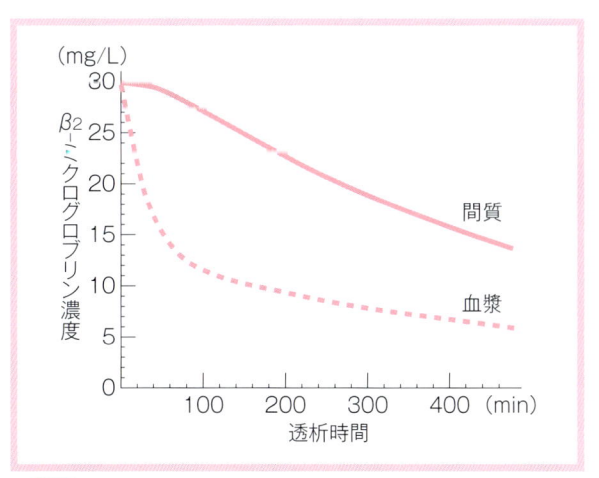

図2 透析の進行と細胞内外液中β_2-ミクログロブリン濃度
（文献1より引用）

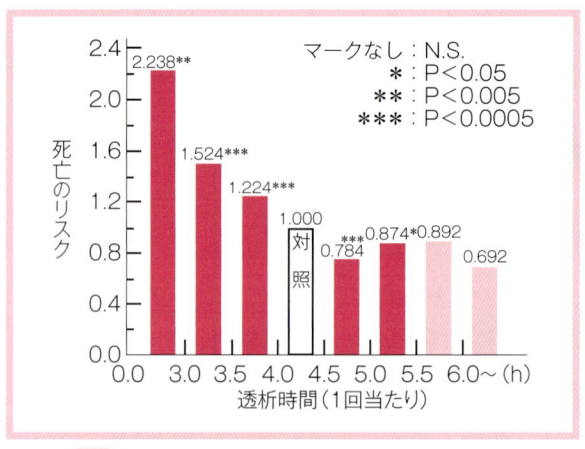

図3 透析時間と死亡のリスク（文献2より転載）
性、年齢、透析歴、糖尿病の有無およびKt/Vの与える影響は補正済み。
透析時間が4.5時間を超えるまでは死亡のリスクは低下している[2]。

除水速度における問題点

　さらに除水速度の問題があります。短い透析時間では、除水速度が大きくなることは避けられません。このことが心循環器系への負荷となることが考えられます。実際、大きな除水速度は死亡の危険因子であることが報告されています[2,3]。しかし、透析時間を長くしていけば、このような問題点を避けることができます。

　日本透析医学会の統計調査報告によれば、透析時間が4.5時間を超えるまでは、時間が長いほど死亡のリスクは低下することが報告されています(図3)[2]。現在の日本の血液透析患者の透析時間の平均は234分（3時間54分）です[4]。少なくとも4.5時間までは生命予後の改善が認められますから、日本の透析患者の透析時間はもうすこし長くてもよいように思われます。

ベストの透析時間は？

　医学的には長い透析時間がよいのですが、そのほかの側面では透析時間は短いほうが有利です。

　まず第一にベッドの利用効率です。透析時間が5時間では1つのベッドで1日に2人しか透析できませんが、3時間であれば3人を透析できます。

　次に考えられるのは、患者の苦痛です。透析時間を患者の"拘束時間"と考えるなら、短いほうがよいに決まっています。なるべく早く家に帰りたいのが

表1 透析時間、今昔

- 1971年の透析人口では、週16時間（8時間×2回）、週18時間（6時間×3回）、12時間（6時間×2回・4時間×3回）、24時間（8時間×3回）など、1回6〜8時間透析が主流[5]。

	週当たり透析時間（時間/週）																合計
	~4	~6	~8	~10	~12	~14	~16	~18	~20	~22	~24	~26	~28	~30	~32	~34	~36	
患者数（人）	7	47	117	49	173	93	323	198	63	128	163	7	14	6	4	1	1	1,394
%	0.5	3.4	8.4	3.5	12.4	6.7	23.2	14.2	4.5	9.2	11.7	0.5	1.0	0.4	0.3	0.1	0.1	100.0

- 2011年の透析人口では、4時間×3回が大多数[6]。

	1回当たり透析時間（時間、週3回の施設透析患者のみ）										合計
	3.0未満	3.0~	3.5~	4.0~	4.5~	5.0~	5.5~	6.0~	6.5~	7.0~	
患者数（人）	565	27,980	19,741	158,446	12,317	14,086	543	866	75	341	234,960
%	0.2	11.9	8.4	67.4	5.2	6.0	0.2	0.4	0.0	0.1	100.0

人情です。このあたりの事情は、先の透析回数と共通するものがあります（p.67参照）。

　結局、運用上の利点と医学的な利点の両者のせめぎ合いで、わが国の透析時間の平均がほぼ4時間になっているのです。

　先にも紹介した人工透析研究会の1971年の報告（p.68）では、血液透析の週当たり透析時間についても集計しています（表1）[5]。ここにみられるように、もっとも多いのは週16時間で23.2％を占めています。当時の週当たり透析回数の主流は週2回ですから、これはおそらく1回8時間・週2回の透析ではないかと思われます。次いで多いのは週18時間で、14.2％を占めています。これは1回6時間・週3回と思われます。次いで週12時間が12.4％、週24時間が11.7％です。この週12時間は、1回4時間・週3回か、あるいは1回6時間・週2回ではないかと思われます。週2回透析が主流の時代だからです。週24時間透析は、1回8時間・週3回と思われます。こうしてみていると、1970年代初頭の日本では、1回6〜8時間・週2回あるいは週3回の透析が主流だったことがわかります。1回4時間・週3回の透析が主流の現在とは、隔世の感があります。

> **これですっきり！わかるPOINT**
> - 短時間透析ではダイアライザから遠い区画にある毒素が十分に除去されないおそれがある。
> - 短時間透析では除水速度が大きくなるので、循環器系への負荷となる。
> - 透析時間が長いほどベッドの利用効率は下がり、患者の拘束時間は増えることになる。

引用・参考文献
1）金成泰．"透析時間"．血液浄化療法の指針：新しい方向性．斎藤明ほか編．東京，日本メディカルセンター，1997，127-35．
2）日本透析医学会統計調査委員会．わが国の慢性透析療法の現況（2001年12月31日現在）．東京，日本透析医学会，2002．
3）Saran, R. et al. Longer treatment time and slower ultrafiltration in hemodialysis : associations with reduced mortality in the DOPPS. Kidney Int. 69(7), 2006, 1222-8.
4）日本透析医学会統計調査委員会．わが国の慢性透析療法の現況（2005年12月31日現在）．東京，日本透析医学会，2006．
5）小高通夫．全国アンケート調査報告．人工透析研究会会誌．5(1)，1972，92-7．
6）日本透析医学会統計調査委員会．わが国の慢性透析療法の現況（2011年12月31日現在）CD-ROM版．東京，日本透析医学会，2012．

3 長時間透析と短時間頻回透析ではどう違う？

● 長時間透析

月曜日	火曜日	水曜日	木曜日	金曜日	土曜日	日曜日
6〜8時間	（休み）	6〜8時間	（休み）	6〜8時間	（休み）	（休み）

● 短時間頻回透析

月曜日	火曜日	水曜日	木曜日	金曜日	土曜日	日曜日
2〜3時間	2〜3時間	2〜3時間	2〜3時間	2〜3時間	2〜3時間	（休み）

註：在宅血液透析であれば日曜日に透析を行うことが可能。

透析時間と透析回数については、すでにくわしく述べました。ここでは1回6〜8時間・週3回を長時間透析とし、1回2〜3時間・週6〜7回を短時間頻回透析として、その利点・欠点をまとめました[1〜4]。さらに、1週間の血液透析回数と1回透析時間が患者状態に与える影響を総合的に評価する指標として近年注目を集めている、hemodialysis product（HDP）についても解説しました。

長時間透析と短時間頻回透析を比較する

表1に2つの比較をまとめています。

なお、毎日透析を行いながら、なおかつ長時間透析を行った成績も報告されています[6,7]。これらの報告では、在宅血液透析として長時間透析を毎日行い、かつそれを夜、眠っている間に、クリアランスを低く抑えて行うことで、透析中の血圧低下を合併することなく、良好な治療成績を得られることが報告されています。

表1 長時間透析と短時間頻回透析の比較

	長時間透析	短時間頻回透析
利点	・高いKt/Vを無理なく確保できる（小分子量物質の除去に優れる）。 ・中分子量以上の物質を除去しやすいと考えられる。 ・腎性貧血が改善する。 ・除水速度が緩やかとなり、心循環器系への負荷が少ない。 ・クリアランスが低くなり、不均衡症状が発生しにくい。 ・基礎体重を低減しやすく、高血圧が回避しやすい。	・1週間の総透析時間が同一なら、週3回透析よりもTAC ureaが低くなる。 ・1回の除水量が少なく、透析中の血圧低下が発生しにくい。 ・上記により、塩分や水分摂取制限が大幅に緩和される。 ・過剰体液を十分に除去できるため、高血圧が改善する。 ・以上により心機能が改善する。 ・上記の結果、無症状透析が可能になる。 ・カリウムやリンの摂取制限も緩和される。 ・食事制限の緩和と尿毒素蓄積量の減少により、患者の栄養状態が改善する。 ・腎性貧血が改善する。
欠点	・患者の治療拘束時間が長い。 ・ベッドの利用効率が低下する（医療費節減に逆行する）。 ・週当たりの総透析時間が同一なら、短時間頻回透析よりもTAC ureaは高めになる。	・患者の毎日の生活に、毎日の透析を位置づけることがむずかしい。つまり"毎日透析施設に通わなければならない"（ただこれは、在宅血液透析として行うことで緩和できる。しかし在宅血液透析適応のハードルは高く、さらに連日透析では介助者の負担が大きくなるという問題がある）。 ・施設血液透析として行う場合には、医療費が増加する可能性がある（病床に関しては、透析時間が2時間であれば1台のベッドで1日に3～4人の患者を透析できるため、それほどの増床は必要ないかもしれない）。 ・そのほかバスキュラーアクセスへの穿刺が頻回になるが、これはボタンホール穿刺法を用いれば回避できると考えられる[5]。

hemodialysis product（HDP）とは？

2002年、Scribnerらは週透析回数と透析時間を加味した至適透析評価指標として、hemodialysis product（HDP）という概念を提唱しました[8]。提唱されて10年以上になりますが、このHDPにはいまだ日本語名がありません。productには数学分野で"積（かけ算の解）"の意味があります。ですのでHDPをあえて日本語にすれば"血液透析積"あるいは"血液透析係数"などとなるでしょうか。HDPは透析1回当たりの透析時間と週透析回数から、以下の計算式を用いて算出されます。

HDP＝（1回透析時間、単位は時間）×（週当たり透析回数）^{2}

HDPの意義

Scribnerらは、異なる透析スケジュールで治療されている患者の臨床症状を観察比較した結果に基づいて、このHDPという指標を考案し、その至適水準として"HDP 70以上"を提案しました。

今まで本書で説明してきた"至適透析量Kt/V 1.4以上"は、あくまでも"週3回治療"が前提です。週4回以上の透析での至適透析量は"Kt/V1.4以上"とはまったく異なると考えられます。しかし、それはいまだ明らかにされていません。すなわち、週透析回数の異なる透析治療の優劣を相互に比較する指標として、今まで記してきたKt/Vは事実上使用できないのです。

この状況下で、異なる透析回数や透析時間の透析治療の優劣を相互に比較できるHDPは貴重な指標といえます。当初HDPは、その理論根拠があいまいであるためにあまり注目されていませんでした。しかし、近年頻回透析や長時間透析が注目を集めるにしたがい、異なるスケジュールで実施される透析の優劣を相互比較できる指標としてHDPは最近脚光を浴びています。

HDPによる比較

ここで試しに、標準的な"1回4時間・週3回"の透析と、短時間頻回透析（1回2時間・週6回）、そして長時間透析（1回6時間・週3回）のHDPを計算して比較してみましょう。

・標準透析（1回4時間・週3回）

$$HDP = 4 \times 3^2 = 4 \times 9 = 36$$

・短時間頻回透析（1回2時間・週6回）

$$HDP = 2 \times 6^2 = 2 \times 36 = 72$$

・長時間透析（1回6時間・週3回）

$$HDP = 6 \times 3^2 = 6 \times 9 = 54$$

どうでしょうか。例とした標準透析と短時間頻回透析の週透析時間の総合計はどちらも"週12時間"で同じです。しかし、算出されるHDPは、短時間頻回透析ではScribnerらの提案する至適水準である70を超える72であるのに対して、標準透析のHDPは半分の36でしかありません。週3回のまま1回透析時間を6時間にした長時間透析でも、そのHDPは54にとどまり、至適水準70に到達していません。HDPでは週透析回数が二乗されて計算されるため、週透析回数の与える影響が非常に大きいのです。すなわちHDPは週透析回数に重

点を置いた指標であるといえます。これは"**部屋ゴミ掃除モデル**"での"**週掃除回数**"の与える効果を思い出していただければ、ご理解いただけるかもしれません。

異なるスケジュールの透析の優劣を相互に比較する指標として、HDPはいまだ完全に認められているわけではありません。しかし、とても参考になる指標であると思います。

事例紹介：連日透析で体調が著しく改善した例

筆者の経験症例から、連日透析開始後体調が著しく改善した1例を紹介します[9]。

60歳男性、身長167cm、体重71.0kg。糸球体腎炎による腎不全で、52歳でCAPDを導入しました。しかし、残存腎機能の低下とともに体液貯留傾向をきたすようになりました。骨代謝異常が悪化し、手指に石灰沈着による皮下結節形成がみられるようになり、また原因不明の関節痛により歩行困難となりました。58歳（CAPD 6年目）には原因不明のC反応性蛋白（CRP）陽性が継続するようになりました。このため、CAPDを中止し、在宅血液透析を導入しました。

在宅血液透析訓練中は、週3回4時間、血流量200mL/minの血液透析としていましたが、患者の希望もあり、在宅血液透析開始後は1回3時間、血流量200mL/minで連日血液透析としました。

在宅での連日血液透析開始後、治療に抵抗した関節痛はしだいに軽減し、約半年後にはほぼ消失しました。車いす移動であった活動性も改善し、歩行可能となりました。同時に原因不明のCRP陽性も改善しました。エリスロポエチン投与量もしだいに減少し、連日血液透析開始から1年でエリスロポエチンを使用することなく30%以上のヘマトクリット（Ht）値を維持できるようになりました。

当初3.3g/dLであった血清アルブミン（Alb）濃度は連日血液透析開始後半年で4.0～4.5g/dLに改善し、蛋白摂取量の指標である標準化蛋白異化率（nPCR）は0.8g/kg/日から1.1～1.3g/kg/日へ、筋肉量の指標である%クレアチニン産生速度もCAPD中の80～90%から110%前後へと、それぞれ大幅に改善しました（図1）。一時は64.5kgまで減っていた基礎体重もしだいに増加し、連日血液透析開始2年後には69.0kgまで回復しました。同時に血圧は低下し、心胸比も改

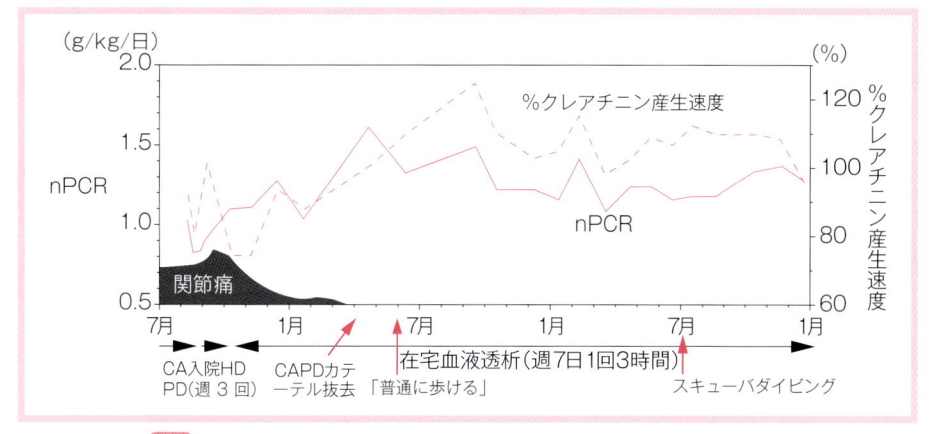

図1 連日在宅血液透析症例のnPCRと%クレアチニン産生速度の推移

連日血液透析開始後、蛋白摂取量の指標であるnPCRは0.8g/kg/日から1.1～1.3g/kg/日へと、筋肉量の指標である%クレアチニン産生速度もCAPD中の80～90%から110%前後へと、それぞれ大幅に改善した。

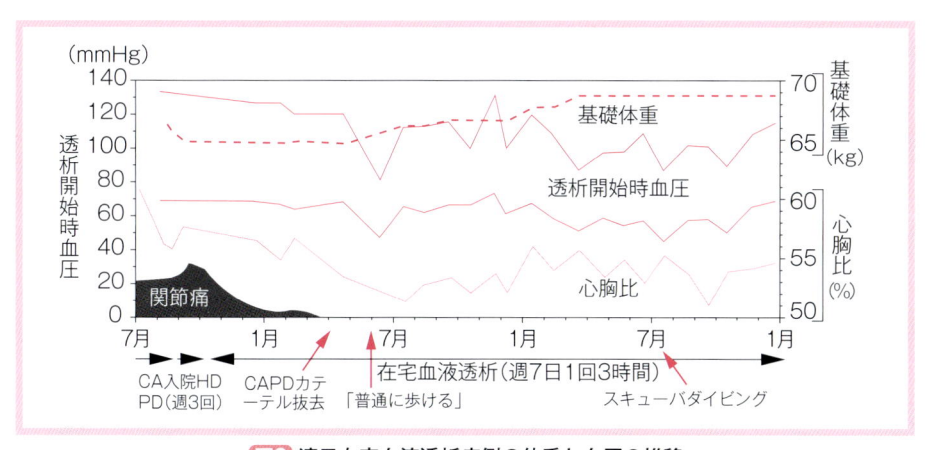

図2 連日在宅血液透析症例の体重と血圧の推移

一時は64.5kgまで減っていた基礎体重もしだいに増加し、連日血液透析開始2年後には69.0kgまで回復。同時に血圧は低下し、心胸比も改善した。

善しました（図2）。CAPD中は8.0～10.0mg/dLと著しく高値を示した血清リン（P）濃度も、連日血液透析開始後は透析前で6.0～7.0mg/dLと大きく改善しました。石灰沈着と思われた皮下結節も消失しました。

連日血液透析開始から2年後には、スキューバダイビングを楽しむまでになりました。車いすで移動していたのが嘘のようです。

筆者が経験した連日血液透析症例は非常に限られますが、ここに挙げた症例の症状改善を見ても、Scribnerらの提唱するHDPは的を射た指標なのではないか、と思えます。

> **これですっきり！わかるPOINT**
> - 至適透析量Kt/Vが具体的に示されているのは週3回治療のみ。
> - 週透析回数に重点を置いたHDPは、異なるスケジュールの透析の優劣を比較するのに非常に参考になる。

引用・参考文献

1) Charra, B. et al. Survival as an index of adequacy of dialysis. Kidney Int. 41(5), 1992, 1286-91.
2) Buoncristiani, U. et al. Daily dialysis : long-term clinical-metabolic results. Kidney Int. 33 (suppl.24), 1988, s137-40.
3) Buoncristiani, U. et al. Dramatic improvement of clinical metabolic parameters and quality of life with daily dialysis. Int J Aritif Organs. 12, 1989, 133-6.
4) Buoncristiani, U. et al. Reversal of left ventricular hypertrophy in uremic patients by treatment with daily dialysis. Home Hemodialysis Int. 1, 1997, 32-6.
5) 新里高弘ほか. 在宅血液透析に適したアクセス血管の穿刺法. 臨牀透析. 23(9), 2007, 21-6.
6) Pierratos, A. et al. Nocturnal hemodialysis : three-year experience. J Am Soc Nephrol. 9(5), 1998, 859-68.
7) Pierratos, A. Nocturnal home hemodialysis: an update on a 5-year experience. Nephrol Dial Transplant. 14(12), 1999, 2835-40.
8) Scribner, BH. et al. The hemodialysis product : a better index of dialysis adequacy than Kt/V. Dialysis & Transplantation. 31(1), 2002, 13-5.
9) 中井滋ほか. 連日短時間在宅透析を適応した2例. 日本在宅医学会雑誌. 5(1), 2003, 79.

確認テスト

問題 1 1週間の総透析時間を変えない（同じ）と仮定したうえで、週透析回数を週3回以上に増やした場合、毒素除去上はどのようなメリットが生じますか？

2 1週間の総透析時間を変えない（同じ）と仮定したうえで、週透析回数を週3回よりも少なくした場合、毒素除去上はどのようなデメリットが生じますか？

3 1週間の総透析時間を変えない（同じ）と仮定したうえで、週透析回数を週3回以上に増やした場合、体液量管理上（体重管理上）はどのようなメリットが生じますか？

4 週透析回数を週3回以上に増やした場合のデメリットにはどのようなことが考えられますか？

5 週3日透析のまま、1回透析時間を長くした場合、どのようなメリットあるいはデメリットが考えられますか？

6 Hemodialysis product（HDP）とはどのような指標でしょうか？

7 以下の3つの異なるスケジュールの透析治療の中で、HDPの至適水準"HDP 70以上"を達成しているのはどの治療でしょうか？
　　①1回4時間・週3回透析
　　②1回2時間・週6回透析
　　③1回6時間・週3回透析

解答 A

❶ 体内の毒素量（毒素濃度）の変動が小刻みになり、毒素の平均量（平均毒素濃度）が週3回のときよりも低くなることが期待できます。週透析回数が少ない場合、"体内に毒素がたくさん蓄積してから透析する"のに対して、週透析回数を多くすると"体内に毒素があまり蓄積しないうちに透析する"ことになります。このため、透析回数を多くしたほうが、体内に蓄積している毒素量を平均して低く抑制できます。これは"こまめに部屋を掃除したほうが、平均して部屋をきれいに保てる"ことと似ています。

❷ 先の問題❶の逆です。体内の毒素量変動が週3回時よりも大きくなり、毒素の平均量（平均濃度）は週3回のときよりも高くなると考えられます。透析時の体内環境変化が大きいので（透析中に毒素量が大きく低下する）、不均衡症候群が生じやすくなることも考えられます。

❸ 透析と透析の間の間隔が0日（連日）あるいは長くても1日（隔日）となるので、透析と透析の間に身体に蓄積する体液量が少なく抑制されます。この結果、1回の透析で除水する体液量が減って、心循環器系への負荷（血圧低下）が軽減することが期待できます。

健常者の1日尿量はおおむね1～2Lです。したがって、仮に連日透析（週7回透析）を行うことにすれば、透析患者であっても1回の透析で必要な除水量は1日尿量に相当する1～2Lでよいことになります（リンス液量などを考えない場合）。この程度の除水量であれば、心循環器系に大きな負荷をかけることなく（血圧低下なく）除水できることが期待できます。

❹ 頻回透析のデメリットは主に社会経済的側面に生じます。第一にベッド運用効率が低下します。週4回以上の透析回数では、1つのベッドで2人を管理しようとしても1週間のどこかで2人を同時に透析しなければならない曜日がどうしても生じます。また、透析施設への通院日数が増えることになるため、患者自身の日常生活への負担になると考えられます。現在の医療保険制度は、受診回数に応じて医療費が支払われるため、1カ月の透析回数が増えれば、比例して必要とされる医療費も増加することになります。

社会経済的側面を離れて医学的側面を考えると、シャントを頻回に使うことに起因するシャントトラブルの増加が懸念されます。ただし、ボタンホール穿刺を使うなどにより回避できる可能性はあります。

頻回透析における社会経済的なデメリットを緩和する方策の1つに、在宅血液透析として実施する方法があります。在宅血液透析ではベッド運用に関して他の患

者とあつれきが生じることはありません。また、透析回数分の材料費や薬剤費の負担は増加しますが、医療管理費負担は増えません。ただ、在宅血液透析を適応するためのハードルが高いのが問題です。

❺ ・メリット：クリアランス（血流量やダイアライザ）が同じであれば透析時間の延長に比例して透析量（Kt/V）は増加し、十分な透析を行うことができます。特に体重70kg以上の患者では、1回4時間の透析時間で至適Kt/V 1.4以上を確保することは事実上困難であり、透析時間を少なくとも5時間以上にすることが望ましいと思われます。透析時間が長くなることで時間当たりの除水量（除水速度）を低く抑えることができるため、心循環器系への負荷が小さくなることが期待できます。

・デメリット：患者の透析治療への拘束時間が長くなるため、患者の日常生活上の負担が増加します。長時間透析では、1つのベッドで1日に3クール運用することは難しくなりベッド運用効率が低下する可能性があります。夜間透析の場合、透析終了が深夜になってしまう問題もあります。

❻ Scribnerらが2002年に提案した、異なる治療スケジュールの血液透析の治療の優劣を相互に比較できる指標です[1]。この指標は以下の計算式によって計算されます。

$$HDP = (1回透析時間、単位は時間) \times (週当たり透析回数)^2$$

Scribnerらは、このHDPの至適水準として70以上を提案しました。

❼ 選択肢①の"1回4時間・週3回透析"のHDPは36、選択肢②の"1回2時間・週6回透析"のHDPは72、そして選択肢③の"1回6時間・週3回透析"のHDPは54です。HDP 70以上を達成しているのは、選択肢②の"1回2時間・週6回透析"だけ、となります。

ちなみに、"週3回透析"でHDP70以上を達成するには、1回透析時間を何時間にすればよいのでしょうか。計算しますと1回7.8時間となります。つまり、週3回透析でHDP 70以上を達成するためには1回8時間の透析を行わなければならないのです。フランスのCharraらは、1回8時間・週3回の透析治療を行うことで良好な生命予後が得られることを報告しています[2]。1回8時間・週3回治療のHDPが72であることを考えると、Charraらの成績とHDPの考え方は矛盾しないと思われます。

今度は逆に"1回4時間"のまま、HDP 70以上を達成するには、週透析回数を何回に増やせばよいのでしょうか。計算しますと"週4.18回"となります。週4回でもまだ不足、ということですから週5回は必要、ということになります。

週に5回、1回4時間の透析をするくらいなら、週6回にして1回2時間にしたほうが、患者の日常生活への負荷は少ない気がします。

最後に"1回6時間"でHDP 70以上を達成するには、週透析回数を何回にすればよいでしょうか。計算しますと"週3.42回"となります。たとえば、1回6時間で"隔日透析"とすれば、隔日透析とは週3.5回透析ですからHDPは73.5となり、至適水準であるHDP 70以上を達成できます。"1回6時間の隔日透析"は、施設透析では2週に1回日曜透析が入るので無理ですが、在宅血液透析として実施するのであれば比較的無理のないスケジュールであるように思われます。

引用・参考文献
1) Scribner, BH. et al. The hemodialysis product : a better index of dialysis adequacy than Kt/V. Dialysis & Transplantation. 31(1), 2002, 13-5.
2) Charra, B. et al. Survival as an index of adequacy of dialysis. Kidney Int. 41(5), 1992, 1286-91.

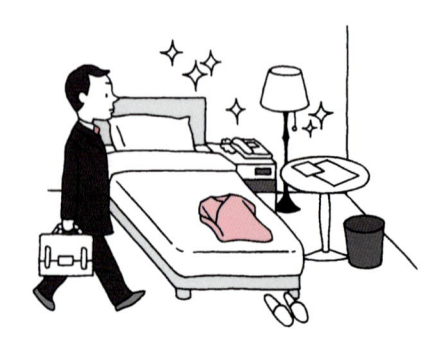

第4章

透析の場所について考えよう

1 生活の視点から治療の場をとらえ直してみよう

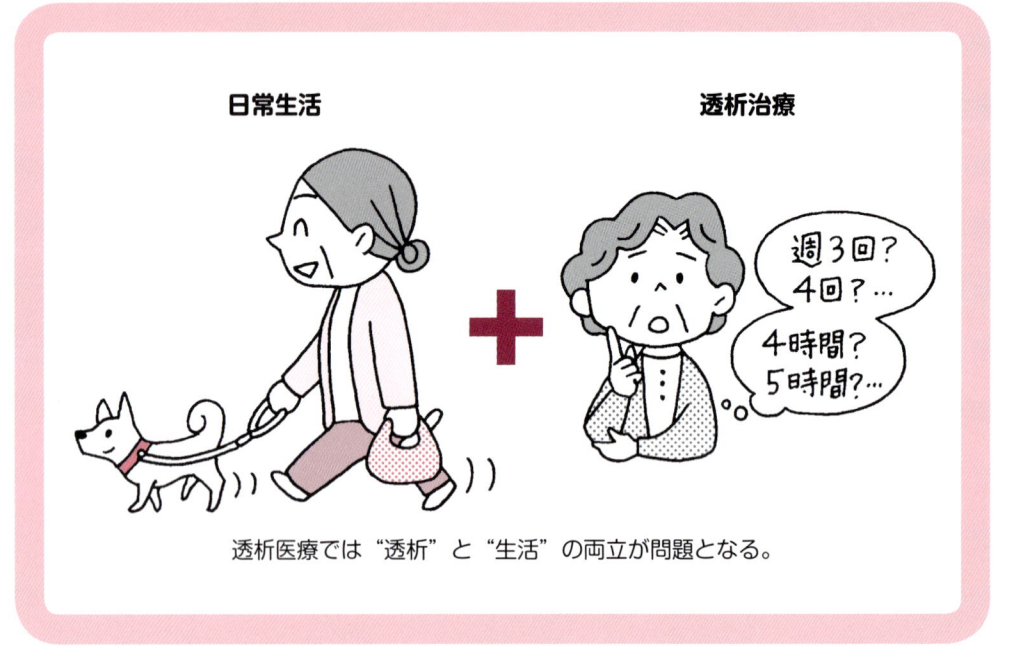

日常生活 ＋ **透析治療**

週3回？4回？…
4時間？5時間？…

透析医療では"透析"と"生活"の両立が問題となる。

透析のための通院を生活に組み込むことのたいへんさ

　血液透析は血液の体外循環を用いて血液を浄化します。したがって、透析治療中は感染や大量出血、あるいは空気混入などの事故を偶発するリスクがつねに存在します。このような治療を高度に訓練された医療スタッフが行うのは、至極当然のことです。

　しかし、維持透析にはまったく別の側面があります。それは**患者の生命を維持する治療**である、という側面です。腎移植をしない限り、末期腎不全患者は血液浄化療法を、その天寿を全うするまで継続しなければなりません。

　透析をしながら人生を全うするためには、患者個々の"生活"を回復しなければなりません。透析治療を行うために仕事を休み続けたり、入院し続けるわけにはいかないのです。透析を始める前の日常生活を、可能な限り取り戻さなければなりません。"**透析と生活は両立しなければならない**"。これが維持透析のもう1つの側面です。

週に3回、透析治療のための時間をつくり出すのは、患者にとってたいへんな負担です。透析導入前までは、家族との団らんにあてていた時間、職場で仕事をしていた時間、家事をしていた時間、さらには自宅で眠っていた時間などをすこしずつ削って、透析治療のための時間を捻出しています。筆者自身の生活にあてはめて考えてみても、これはたいへんなことです。

在宅で透析を行うことの魅力

生活との両立を考えて維持透析を考えるとき、"透析を自宅で行えないか？"という思いが生じます。自宅で透析を行うことができれば、通院時間が不要になるだけでなく、透析治療を患者の生活の一部にできます。家庭の中で家族に囲まれながら透析ができるのです。これ以上の両立はありません。それを実現するのが在宅透析です。

都市部では、在宅透析について、上記のメリットがクローズアップされます。しかし、近隣に通院透析可能な施設のない僻地に居住する患者にとっては、"透析のために通院する必要がない"という利点が大きくクローズアップされます。

このような利点をもつ在宅透析には、大きく2つの方法があります。1つは血液透析を患者自宅で行う在宅血液透析、そしてもう1つは腹膜透析です。

これですっきり！わかるPOINT
- 維持透析には、"患者の生命を維持する治療"であると同時に"生活と両立しなければならない"という重要な側面がある。
- 在宅透析には"生活との両立""頻回の通院が不要"という利点がある。

2 在宅透析の2つの方法
——その利点と欠点

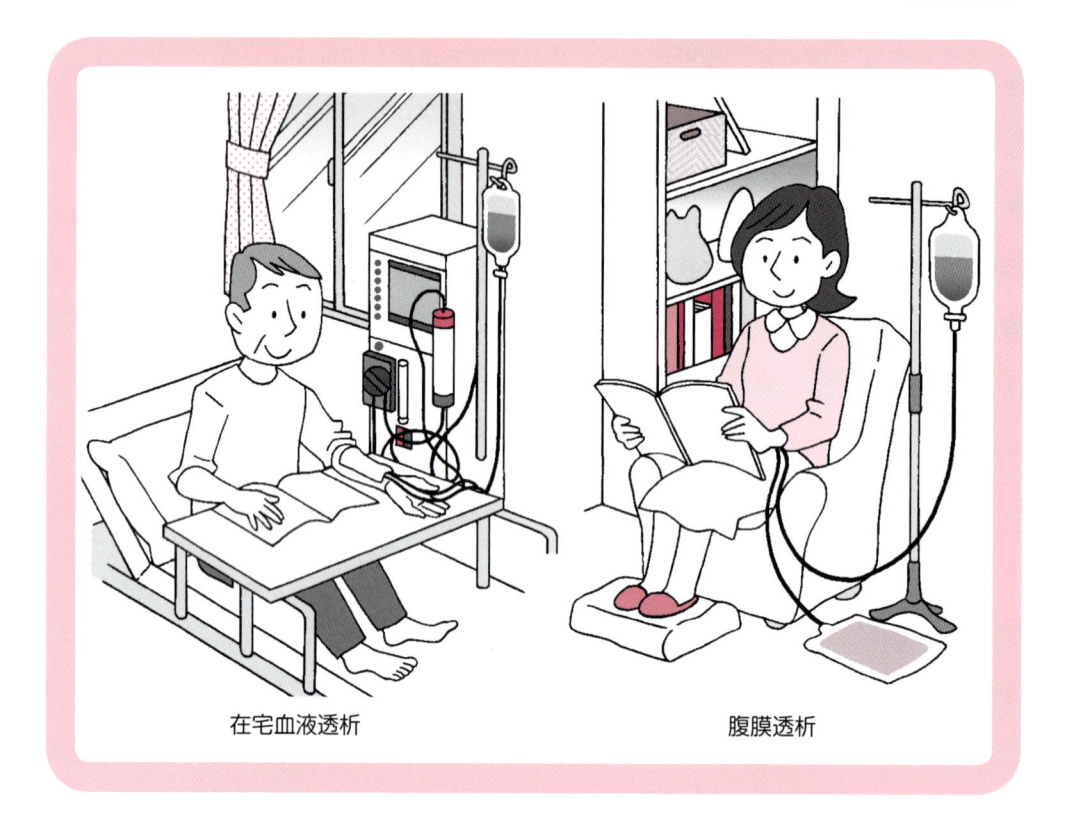

在宅血液透析　　　　　　　　腹膜透析

在宅血液透析

在宅血液透析とは

● 在宅血液透析の治療を行うのは誰？

　患者の自宅において実施される血液透析です。透析を実施するのは、患者本人とその介助者（家族）です。ただし、医療機関の指導の下に実施されます。しかし、医療従事者は治療の場に居合わせず、施設で待機しているのみです。

　今のところ在宅血液透析専用の装置は利用できないので、医療施設で用いられる通常の個人用透析装置を用います。

● 手技はどのようにして覚えるの？

　患者と介助者のみで血液体外循環を伴う血液透析を実施します。ですから、その実施のためには長期間の濃密な教育と訓練が必要です。教育と訓練は患者

本人と介助者の両名に対して行います。教育訓練を毎日連続して1カ月程度行う施設と、週1回程度の外来通院で半年から1年程度をかけて行う施設があります。

　教育される内容は、腎不全の病態や透析の原理、各操作の手順と意義などの座学から、実際に透析操作を行う実習までが含まれます。学習内容には通常の透析操作から事故や災害時の対応までが含まれます。実際にその操作ができるようになるまで訓練します。

● **費用はどのくらいかかるの？**

　使用する個人用透析装置や水処理装置は、すべて管理医療機関から貸与されます。透析液を含む薬剤費用、透析装置や水処理装置の利用料、透析液回路などの医療器材、各種衛生材料は、通常の医療保険で賄われます。したがって、個人負担は患者さんの収入によりますが最大でも月2万円です。

　ただし、患者宅で実施される透析治療に伴う電気代、水道代は患者の自己負担です。さらに、透析装置を設置するために必要となった住宅改造や水道や電気に関連する工事費用、あるいはベッドや周辺家具の購入費も患者の自己負担です。ちなみに、ほとんどの症例で住宅改造までは必要なく、水道や電気関係のごく小規模な工事（改造）が必要となる程度です。ベッドは必要ですが、特別なものである必要はありません。アパートなどの集合住宅でも実施可能です。

● **通院の必要はないの？**

　在宅血液透析開始後は、少なくとも月に1回は指導監督施設に外来受診することが必要です。すなわち在宅血液透析は、訪問診療ではなく外来通院による在宅医療です。

● **どんな人が行っているの？**

　在宅血液透析患者は、2000年代前半までは全国で100人程度でしたが、2006年ごろから急速に増えてきており、2011年末時点でわが国には327人の在宅血液透析患者がいます（表1、図1）[1-12]。これらの患者の多くは仕事をもち、社会的活動性の高い人たちです。その高い社会的活動性を維持するために在宅血液透析は実施されています。患者と介助者には透析操作を学習し実施するための理解力と身体活動性が必要です。

　これに対して、一般の在宅医療の多くは、身体活動性が低下して通院困難となった患者に対して実施されます。しかし、現在のところこのような患者に対

表1 2001年以降の患者数の推移(日本透析医学会調査資料による，文献2〜12より作成)

年	施設透析＊ (%)	在宅血液透析 (%)	腹膜透析＊＊ (%)	透析人口＊＊＊ (%)
2001	210,240 (95.9)	103 (0.05)	8,840 (4.0)	219,183 (100.0)
2002	220,566 (96.1)	99 (0.04)	8,865 (3.9)	229,538 (100.0)
2003	228,735 (96.2)	110 (0.05)	8,861 (3.7)	237,710 (100.0)
2004	238,937 (96.3)	114 (0.05)	9,126 (3.7)	248,166 (100.0)
2005	248,211 (96.3)	127 (0.05)	9,431 (3.7)	257,765 (100.0)
2006	255,095 (96.5)	147 (0.06)	9,223 (3.5)	264,473 (100.0)
2007	265,695 (96.5)	187 (0.07)	9,362 (3.4)	275,242 (100.0)
2008	273,922 (96.6)	193 (0.07)	9,300 (3.3)	283,421 (100.0)
2009	280,567 (96.5)	236 (0.08)	9,858 (3.4)	290,661 (100.0)
2010	288,198 (96.6)	277 (0.1)	9,773 (3.3)	298,252 (100.0)
2011	294,833 (96.7)	327 (0.1)	9,642 (3.2)	304,856 (100.0)

注：本表は施設調査値に基づいている。
＊：昼間透析と夜間透析の和
＊＊：2007年まではCAPDとIPDの和
＊＊＊：透析人口は、各施設患者数の合計として算定されており、各治療法別患者数の合計とは必ずしも一致しない。

して在宅血液透析が適応される例はごく少数にとどまっています。筆者は、ほぼ寝たきりの患者に対して在宅血液透析を適応した経験が1例あります。

在宅血液透析の利点

在宅血液透析の利点の第一は、透析治療のスケジュールを個々人の生活リズムに柔軟に合わせられることです。"真のオーダーメイド透析"です。また、施設透析運用上の各種制約を受けないため、理想的な透析処方を実現できます。たとえば5時間以上の長時間透析や、隔日透析、連日透析などです。通院

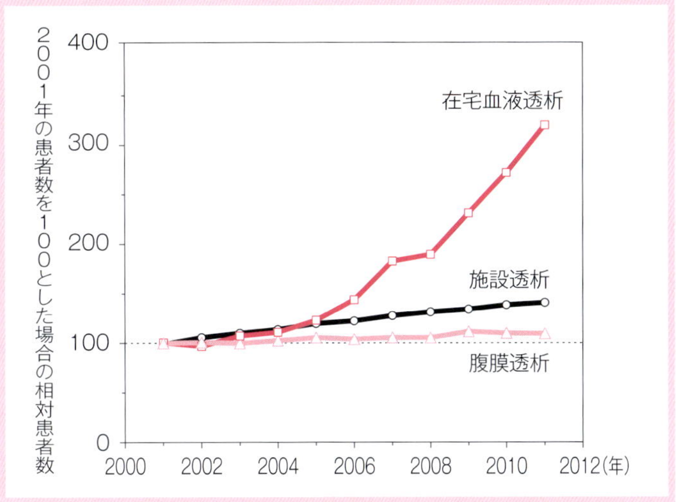

図1 2001年患者数を100とした場合の相対患者数の推移
（日本透析医学会統計調査資料による．文献2〜12より作成）

頻度も月1〜2回と少ないため、近隣に通院透析のできる施設のない僻地においても実施可能です。

在宅血液透析の欠点

欠点もあります。原則として、患者本人のほかに透析操作を介助する介助者が1名必要です。また、**異常や事故、災害時対応も含めて、透析にかかわるすべての操作は患者と介助者だけで行わなければなりません**。透析操作を行う場に医療従事者が居合わせないからです。管理施設に電話での連絡と相談は随時できますが、実際に緊急対応を必要とする場面では管理施設に電話相談する余裕は持てないことが多く、患者と介助者がその場で臨機応変に力を合わせて対応する必要があります。このことについて、患者と介助者（家族）の了解が必要です。

在宅血液透析のための教育訓練を連続で行う場合には、1カ月程度の訓練期間が必要です。訓練中は仕事を休まなければなりません。また、在宅血液透析は、医療機関にとってリスク管理面の不安が強く、管理施設増加の障害になっています。在宅血液透析を希望する患者がいても、近隣に管理施設が見つからないために実現できない地域があります。

在宅血液透析はいまだ十分に普及しているとはいえません。さらなる普及が望まれます。

腹膜透析

腹膜透析とは

● どんな人が行っているの？

原理はすでに別項に記しました（p.58参照）。2011年末のわが国の腹膜透析患者数は9,642人（透析人口の3.2％）です (表1)[1-12]。在宅血液透析よりずっと多くの腹膜透析患者がいます。

腹膜透析は、第一に在宅血液透析と同様、身体活動性の高い患者が適応となります。"社会生活と両立させる"ための腹膜透析です。

次いで第二に、僻地など地理的要因で透析施設への通院に支障のある患者が適応となります。"**僻地透析**"としての腹膜透析です。

第三に、腹膜透析は技術習得のハードルが血液透析に比べてずっと低いため、身体活動度低下による通院困難患者に対しても適応されます。"**通院困難例のための透析**"としての腹膜透析です。

● 通院の必要はないの？

"僻地透析"としても選択される腹膜透析ですが、少なくとも月に1回の外来通院は必要です。

腹膜透析の利点

腹膜透析は残存腎機能が保持されやすいとされています。これを活かして、透析導入期に腹膜透析で透析療法を開始し、残存腎機能が失われたところで血液透析に移行する、という考え方（PD-first）があります。

さらに腹膜透析は心循環器系への負荷が少ない利点があります。これを活かして、心循環器系の障害のために血液透析に耐えられない患者にも適応されます。さらに長期透析の合併症で通院困難になった患者に対して腹膜透析を適応するという考え方もあります（PD-last）。

腹膜透析の最大の利点は今まで記したように在宅医療として実施される透析であることにあります。ただし月に1～2回の通院が必要です。在宅治療としての腹膜透析に伴うリスクは在宅血液透析よりも低く、必要とされる装置や器材も在宅血液透析よりごく小規模で簡単です。また、患者に要求される知識や技能も在宅血液透析よりずっと少なくて済みます。すなわち、在宅血液透析よりも少ない労力と決意で腹膜透析を適応できます。装置や手技操作が簡便であ

ることは安全性にもつながります。これらの利点は患者だけでなく、それを管理する医療機関にとっての利点でもあります。

このほか、カリウム摂取制限が緩和されるなど食事管理上の利点もあります。

腹膜透析の欠点

腹膜透析の欠点としては、別項（p.25）に記したように透析量が確保しにくいことがあります。また長期間腹膜透析を継続した場合には、腹膜が劣化して除水困難をきたしやすく、さらに被嚢性腹膜硬化症（encapsulating peritoneal sclerosis；EPS）を合併するリスクがあります。

手軽に始められる在宅透析として腹膜透析は有用です。ただ、残存腎機能があったほうが望ましいこと、長期間継続することが事実上困難であること、などが問題です。

これですっきり！わかるPOINT

- 在宅血液透析は治療スケジュールを個々人の生活リズムに合わせられる"真のオーダーメイド透析"である。
- 在宅血液透析は患者と介助者1名ですべての操作に対応しなければならず、長い訓練期間が必要となる。
- 腹膜透析には"残存腎機能が保持されやすい""心循環器系への負荷が少ない""装置や手技操作が簡便""食事制限が緩和される"などの利点がある。
- 腹膜透析には"透析量が確保しにくい""長期間継続が事実上困難"などの欠点がある。

引用・参考文献
1）日本透析医学会統計調査委員会．図説わが国の慢性透析療法の現況（2006年12月31日現在）．東京，日本透析医学会，2007．
2）日本透析医学会統計調査委員会．わが国の慢性透析療法の現況（2011年12月31日現在）CD-ROM版．東京，日本透析医学会，2012．
3）日本透析医学会統計調査委員会．わが国の慢性透析療法の現況（2001年12月31日現在）CD-ROM版．東京，日本透析医学会，2002．
4）日本透析医学会統計調査委員会．わが国の慢性透析療法の現況（2002年12月31日現在）CD-ROM版．東京，日本透析医学会，2003．
5）日本透析医学会統計調査委員会．わが国の慢性透析療法の現況（2003年12月31日現在）CD-ROM版．東京，日本透析医学会，2004．
6）日本透析医学会統計調査委員会．わが国の慢性透析療法の現況（2004年12月31日現在）CD-ROM版．東京，日本透析医学会，2005．
7）日本透析医学会統計調査委員会．わが国の慢性透析療法の現況（2005年12月31日現在）CD-ROM版．東京，日本透析医学会，2006．

8）日本透析医学会統計調査委員会．わが国の慢性透析療法の現況（2006年12月31日現在）CD-ROM版．東京，日本透析医学会，2007．
9）日本透析医学会統計調査委員会．わが国の慢性透析療法の現況（2007年12月31日現在）CD-ROM版．東京，日本透析医学会，2008．
10）日本透析医学会統計調査委員会．わが国の慢性透析療法の現況（2008年12月31日現在）CD-ROM版．東京，日本透析医学会，2009．
11）日本透析医学会統計調査委員会．わが国の慢性透析療法の現況（2009年12月31日現在）CD-ROM版．東京，日本透析医学会，2010．
12）日本透析医学会統計調査委員会．わが国の慢性透析療法の現況（2010年12月31日現在）CD-ROM版．東京，日本透析医学会，2011．

コラム 治療の場は旅先にも……旅行透析の手順を知ろう

　施設血液透析にしても在宅血液透析にしても、患者が長期の旅行に出かける際には、出先で透析療法を行う必要が生じます。旅行透析です。

　透析患者が旅行する場合は、旅行の行き先と日程があきらかになったところで、旅先の適当な場所（宿泊地から無理なく行ける場所）に透析療法を実施している施設がないかを探します。この施設探しは、患者本人、維持透析施設のいずれが行っても構いません。旅行会社が斡旋するツアーでは旅行会社があらかじめ用意していることもあります。最近では透析患者を対象とする海外旅行ツアーも多く用意されています。20年ほど前までは、透析患者の海外旅行は一大事でした。それを思うと隔世の感があります。

　旅先で透析を行う施設と透析が必要な暦日が決まったら、当該施設に電話などで連絡をとり、希望日の透析の可否を確認します。患者本人が行っても構いません。患者本人がアポイントメントをとった場合は、患者の所属透析施設から改めて旅行先の施設に確認をとります。この際に患者の概要と透析条件を伝えます。維持透析施設が旅先の透析施設に透析日時のアポイントメントをとったところで、第一段階は終了です。希望の日時に透析できない可能性もあるため、ここまではなるべく早めに済ませておきたいですね。

　旅行の1～2週間前になったら、維持透析施設の主治医から旅行先透析施設に情報提供書と透析条件の紹介を行い、透析実施についての最終確認を行います。透析実施時に携行する必要がある物品についても確認しておきます。

　当日は、通常の透析と同様、患者が旅先の施設に出向いて透析を受けます。旅行透析施設は旅行透析終了後、維持透析施設に透析状況に関する情報提供を行います。

　腹膜透析では、それを携行することが可能であれば、透析用の器具と透析液などの材料の一切を旅先に持っていって、旅先の宿泊地などで通常どおり透析操作を行います。透析用の器具や材料は膨大な量になるので、あらかじめ旅先の宿泊地に宅配で送付しておく場合が多いようです。旅先で腹膜炎などのトラブルを合併する可能性もあるため、患者概要を記した情報提供書をあらかじめ用意しておいたほうがよいでしょう。

確認テスト

問題

① 1 週3回・1回4時間の標準的な施設血液透析が、患者に与える社会的負担にはどのようなものがあるでしょうか？

2 自宅で透析を行う在宅透析には、どのような方法がありますか？

3 問題①で指摘された通院透析患者の社会的負担は、在宅透析を適応することでどの程度緩和されますか？

4 在宅透析はどのような患者に適応されますか？

5 在宅透析を行っている人はわが国にどのくらいいますか？

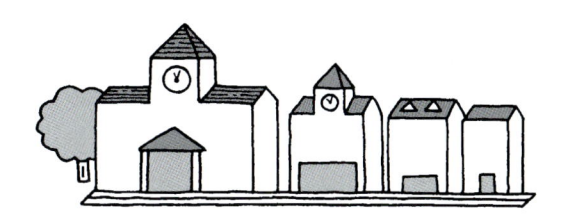

解答 A

❶ 透析医療のために週3回・4～5時間の時間を捻出しなければなりません。昼間透析であれば、日中、仕事や家事をしていた時間を透析医療に振り向けることになります。夜間透析であれば、仕事を終わって家族と団らんしていた時間、夜間に仕事をしていた時間、あるいは睡眠にあてていた時間などの一部を削って透析医療に振り向けることになります。透析に振り向けた分だけ、家事、仕事、家族との団らん、睡眠などが減ることになります。

❷ 大きく分けて、腹膜透析と在宅血液透析の2つがあります。

腹膜透析は、腹腔内への透析液の注排液を1日4回程度（朝昼夕寝る前など）、患者自身の手により繰り返すことで、患者の日常生活の中で実施される透析医療です。透析操作そのものは患者自身の処置で完結しますが、医学的管理のため、月に1～2回の外来診療通院が必要です。

在宅血液透析は、患者自宅で血液透析を行う透析療法です。患者自宅に個人用透析装置と透析液供給装置を設置して実施します。患者1人では血液透析操作を完結できないので、患者以外に透析操作を介助する介助者が少なくとも1人必要です。夫が患者、妻が介助者、という場合が多いようです。血液透析は腹膜透析に比べて透析操作に伴う危険が大きいので、連日の集中訓練であれば1カ月程度、週1日の通院訓練であれば半年から1年程度の訓練期間が必要です。また、腹膜透析と同様、医学的管理のために月1～2回の外来診療通院は必要です。

❸ 腹膜透析と在宅血液透析どちらも、施設血液透析とは異なり、週3回通院する必要はなくなります。

腹膜透析では、カリウム摂取や水分摂取など、状況により血液透析より食事管理が緩和される部分が生じます。ただし、腹膜透析を適応する場合は、毎日4～5回の腹腔内への透析液の注排液を行う時間を日常生活の中に確保する必要があります。これは毎日必ず行う必要があります。ただし、透析液の注排液操作は、あらかじめ器材を用意しておけば、職場や外出先でも可能です。専用装置を用いて、夜間に集中して自動で透析液を交換する自動腹膜透析（automated PD；APD）もあります。腹膜透析は在宅医療ですが、月に1～2回の外来通院診療は必要です。在宅血液透析の場合、通院の必要はありませんが、週に3回（あるいはそれ以上）の透析治療のための時間確保は通院透析と同様に必要です。透析治療時は自宅にいることが必要です。職場や出先で透析することはできません。出張や旅行の際は、出張先や旅行先の近隣の透析施設で

施設血液透析を受けることになります。腹膜透析と同様、月に1〜2回の外来診療通院は必要です。

腹膜透析、在宅血液透析とも、治療を始める前に一定の訓練期間が必要です。腹膜透析では2週間程度、在宅血液透析では連日集中訓練で約1カ月、週1回の通院訓練で約半年から1年間が必要です。患者自身が透析操作を行うため、自己管理上の負担は施設血液透析よりも大きくなります。

在宅血液透析では、さらに血液の体外循環を行うため、事故時の危険性は腹膜透析よりもはるかに大きく、患者や介助者に与える精神的負担は大きなものがあります。一方、腹膜透析では、腹膜透析に用いる腹腔カテーテルの管理を毎日行う必要があり、腹膜炎など腹膜透析特有の合併症につねに注意を払っている必要があります。

❹腹膜透析は、第一に仕事をしているなど、社会的活動性の高い人に社会生活と両立するための透析療法として適応されます。第二に、自宅近隣に透析施設のない僻地での透析医療として適応されます。第三に、身体障害や合併症のために通院が困難となった患者のための透析医療として適応されます。

腹膜透析では腎機能が保全されやすいことから、残存腎機能が存在する間は腹膜透析で透析療法を行い、残存腎機能が廃絶したところで血液透析に移行する考え方（PD-first）もあります。逆に、長期間透析療法を施行してきて合併症や加齢などの理由で通院困難となった患者に対して在宅透析としての腹膜透析を適応する考え方（PD-last）もあります。

在宅血液透析は、そのほとんどが仕事をしているなどの理由で社会的活動性の高い人が社会生活と両立するために適応されます。腹膜透析と同様に、僻地医療や通院困難者のための在宅医療として在宅血液透析が適応される場合もありますが、いまだ例外的です。

❺日本透析医学会による2011年末の調査報告によれば、腹膜透析患者は9,642人、在宅血液透析患者は327人います[1)]。ただし、腹膜透析患者の絶対数はこの10年以上、ほとんど横ばいです。在宅血液透析患者は2004年ごろまではずっと100人程度でしたが、2005年以降急速に増加しつつあります[1-11)]。

引用・参考文献

1) 日本透析医学会統計調査委員会. わが国の慢性透析療法の現況（2011年12月31日現在）CD-ROM版. 東京, 日本透析医学会, 2012.
2) 日本透析医学会統計調査委員会. わが国の慢性透析療法の現況（2001年12月31日現在）CD-ROM版. 東京, 日本透析医学会, 2002.
3) 日本透析医学会統計調査委員会. わが国の慢性透析療法の現況（2002年12月31日現在）CD-ROM版. 東京, 日本透析医学会, 2003.
4) 日本透析医学会統計調査委員会. わが国の慢性透析療法の現況（2003年12月31日現在）CD-ROM版. 東京, 日本透析医学会, 2004.
5) 日本透析医学会統計調査委員会. わが国の慢性透析療法の現況（2004年12月31日現在）CD-ROM版. 東京, 日本透析医学会, 2005.
6) 日本透析医学会統計調査委員会. わが国の慢性透析療法の現況（2005年12月31日現在）CD-ROM版. 東京, 日本透析医学会, 2006.
7) 日本透析医学会統計調査委員会. わが国の慢性透析療法の現況（2006年12月31日現在）CD-ROM版. 東京, 日本透析医学会, 2007.
8) 日本透析医学会統計調査委員会. わが国の慢性透析療法の現況（2007年12月31日現在）CD-ROM版. 東京, 日本透析医学会, 2008.
9) 日本透析医学会統計調査委員会. わが国の慢性透析療法の現況（2008年12月31日現在）CD-ROM版. 東京, 日本透析医学会, 2009.
10) 日本透析医学会統計調査委員会. わが国の慢性透析療法の現況（2009年12月31日現在）CD-ROM版. 東京, 日本透析医学会, 2010.
11) 日本透析医学会統計調査委員会. わが国の慢性透析療法の現況（2010年12月31日現在）CD-ROM版. 東京, 日本透析医学会, 2011.

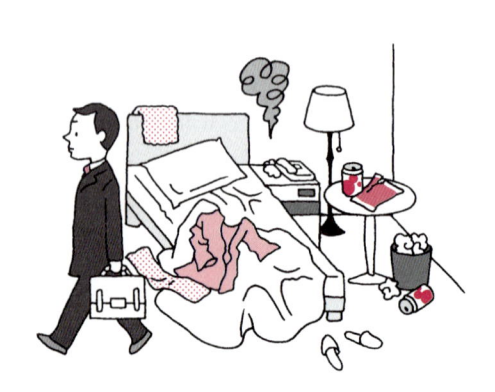

第5章 透析導入時期について考えよう

1 慢性腎不全とその原因

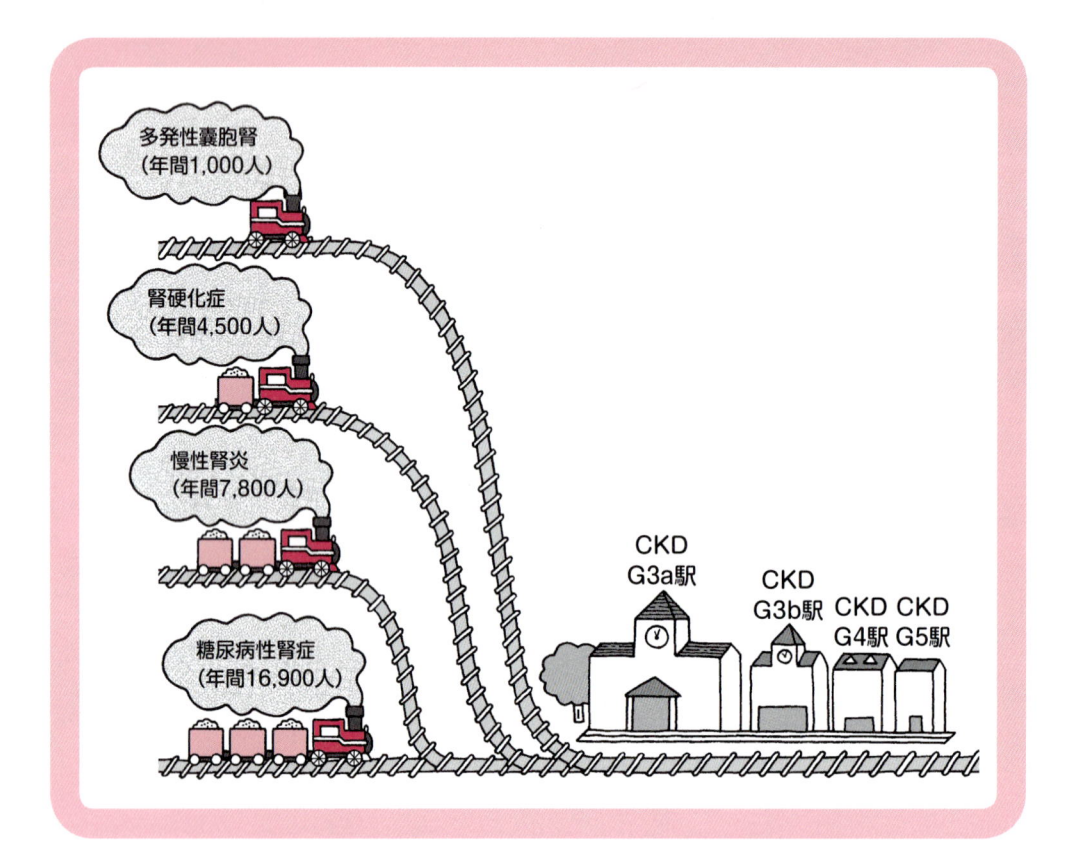

多発性嚢胞腎
（年間1,000人）

腎硬化症
（年間4,500人）

慢性腎炎
（年間7,800人）

糖尿病性腎症
（年間16,900人）

CKD G3a駅　CKD G3b駅　CKD G4駅　CKD G5駅

慢性腎不全とは

　腎臓の機能障害を腎不全といい、腎不全には急性腎不全と慢性腎不全があります。最近、世界的に急性腎不全を<u>急性腎障害（AKI）</u>🅐、慢性腎不全を**慢性腎臓病（CKD）**と呼ぶようになり、その定義が明確にされ、病期分類がなされるようになりました。日本腎臓学会から2009年、CKD重症度分類が発表され、2012年、CGA分類（表2）に改訂されました。CKDの定義は、蛋白尿などの腎臓障害または糸球体濾過値（GFR）60mL/min/1.73m^{2}未満が3カ月以上持続するものとされました。

　これまで漠然と慢性腎不全と呼ばれていたものが、腎障害をひき起こした原疾患、腎機能および蛋白尿の程度に応じて分類されました。慢性腎不全といっても、腎機能低下の軽いものから重いものまであり、また、透析を必要とする

用語解説 A → 急性腎障害（AKI）

　従来、急に腎機能が悪化する状態を急性腎不全と呼んでいました。しかし、この「急に」とは何時間なのか、何日なのか、何週なのか、「悪化」とは何を指標に評価するのか、各臨床家によりまちまちであり、世界中に30以上の定義が存在していたようです。各研究者の定義が異なるため、早期に発見し、治療を行うことで腎機能が改善することの多い急性腎不全の原因、予防、治療、疫学を研究するうえで、公平な比較や議論のできない時代が続きました。

　そのようななか、2004年、急性腎不全の透析治療効果を検討するグループからRIFLE基準が提唱され、続いて、腎疾患や集中治療の専門家が加わって、RIFLE基準を基礎に病期分類（Staging）を加味したAKIN分類が作成され、用語として急性腎不全を「急性腎障害、AKI」と呼ぶことが提唱されました（表1）。最終的に、KDIGO（Kidney Disease：Improving Global Outcomes）からはAKINの病期分類はそのままとし、AKIの定義は「48時間以内に血清クレアチニンが0.3mg/dL以上の増加」、または「1週間以内に血清クレアチニンが50％以上の増加」、または「6時間以上の0.5mL/kg/時間以下の尿量」とされました。

表1 AKIN分類

ステージ	糸球体濾過量（GFR）	尿量
1	血清Cr値上昇≧0.3mg/dL　または 血清Cr値上昇150〜200％ （基礎値の1.5〜2倍）	6時間以上にわたって 0.5mL/kg/時間以下
2	血清Cr値上昇＞200〜300％ （基礎値の2〜3倍）	12時間以上にわたって 0.5mL/kg/時間以下
3	血清Cr値上昇＞300％（基礎値の＞3倍） または 血清Cr値上昇0.5mg/dLを伴って 血清Cr値≧4mg/dL	24時間以上にわたって 0.3mL/kg/時間以下 または 12時間以上にわたって無尿

状態に進行する可能性の高いもの、低いものなどがあり、末期腎不全に至るリスクを考慮した重症度分類となっています。

　このように、最初CKDの概念が提唱され、続いて病態を考慮してさらに詳しく分類され、患者にとって、腎不全の病状の程度が理解しやすくなりました。今後はおそらく、腎不全進行に大きな影響のある血圧の程度も加味された分類が必要になると思われます。

　CGA分類ではG5を末期腎不全とし、腹膜透析、血液透析、腎移植の腎代替

表2 CKDの重症度分類（文献1より転載）

原疾患	蛋白尿区分		A1	A2	A3
糖尿病	尿アルブミン定量 (mg/日)		正常	微量アルブミン尿	顕性アルブミン尿
	尿アルブミン/Cr比 (mg/gCr)		30未満	30～299	300以上
高血圧 腎炎 多発性嚢胞腎 移植腎 不明 そのほか	尿蛋白定量 (g/日)		正常	軽度蛋白尿	高度蛋白尿
	尿蛋白/Cr比 (g/gCr)		0.15未満	0.15～0.49	0.50以上
GFR区分 (mL/min/1.73m²)	G1	正常または高値	≧90		
	G2	正常または軽度低下	60～89		
	G3a	軽度～中等度低下	45～59		
	G3b	中等度～高度低下	30～44		
	G4	高度低下	15～29		
	G5	末期腎不全 (ESKD)	<15		

※重症度は原疾患・GFR区分・蛋白尿区分を合わせたステージにより評価する。CKDの重症度は死亡、末期腎不全、心血管死亡発症のリスクを緑 のステージを基準に、黄、オレンジ、赤の順にステージが上昇するほどリスクは上昇する。

（KDIGO CKD guideline 2012を日本人用に改変）

療法を考慮する時期としています。

慢性腎臓病の原因は何ですか？

　CKDのCGA分類では、末期腎不全に至るリスクの点から、慢性腎臓病の原因を大きく2つに分けました。1つは糖尿病からくる糖尿病性腎症ともう1つはそれ以外であり、慢性腎炎（正確には原発性糸球体疾患）、腎硬化症、多発性嚢胞腎などが含まれます。蛋白尿の病態に対する影響を考慮して、両者での蛋白尿の評価方法が異なっています。

糖尿病性腎症

● 腎症前期、早期腎症期の経過

　糖尿病ではごくわずかの蛋白尿（30mg/日または30mg/gCr以上のアルブミン尿[B]）が出ると、糖尿病性腎症と診断されます。この時期（**早期腎症期**とい

> **用語解説 B → アルブミン**
>
> 蛋白尿には、血漿が糸球体から濾過され尿中に現れる蛋白、尿細管から分泌されるTamm-Horsfall蛋白、糸球体で濾過され、本来、尿細管で再吸収されるものが尿細管障害のため再吸収されずに出現する蛋白などがあります。
>
> 糸球体障害の初期には、血液中の蛋白が尿中に出現しますが、血液中にたくさんある比較的分子量の小さなアルブミン（分子量約70,000）が最初に現れます。微量のアルブミンは、試験紙で調べる蛋白尿の検査法では見つけることができず、免疫学的な方法で調べます。アルブミンの出現する程度は安静時と運動時では異なりますので、本来は24時間の蓄尿を行い、1日に何mg出ているかで判定します。しかし、24時間蓄尿を行うことは煩雑であり、また、外出中に排尿したりして正確に24時間の蓄尿がなされないこともあります。
>
> そこで、部分尿を用いてアルブミン量を測定し、1日の排泄量を推測します。方法は、1日に一定量が尿中に出ている物質（クレアチニン）を指標にして推測します。成人男性の場合、1日の尿中クレアチニン排泄量は約1gであるため、尿中アルブミン量を1gのクレアチニンで補正すると、ほぼ1日の尿アルブミン量になります。

います）に糖尿病の治療を適切に行うことによって、糖尿病性腎症の進行が抑えられるといわれています。

早期腎症期の前段階として、正常よりも良好な腎機能を示すことがあり、**腎症前期**と呼ばれています。早期腎症期も腎機能は良好（あるいは正常より良好）であり、定期的に尿検査が行われないと見過ごされます。

● 顕性腎症期以降の経過

血糖のコントロールが不良であると蛋白尿が増加し、**顕性腎症期**となります（図1）。蛋白尿の増加とともに腎機能の低下が現れ、浮腫が出現します（**腎不全期**）。顕性腎症期になってから、半数以上は10年以内に末期腎不全に至ります。腎不全期に至ると、比較的早く腎代替療法が必要な末期腎不全となります（**透析療法期**）。

このような経過は1型糖尿病（若年に突然、発症し、発症当初よりインスリン治療を必要とする）に多く、約半数は発症から10年ほどで早期腎症となります。糖尿病の99％を占める2型糖尿病では必ずしもこのような経過ではありません。

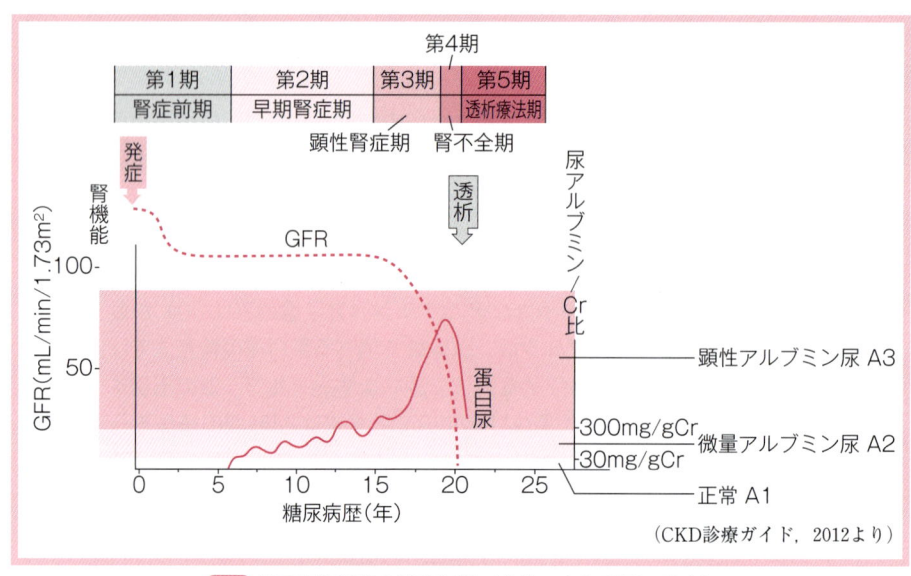

図1 糖尿病性腎症の臨床経過（文献2より引用，改変）

●2型糖尿病の経過

2型糖尿病では糖尿病の発症時期が不明なことが多く、診断時、すでに発症から何年も経過していることが少なくありません。そのため、糖尿病が発見されたとき、すでに蛋白尿がみられたり、腎機能が低下していたりすることがあり、高血圧、動脈硬化症、加齢などが経過に影響を与えます。高血圧症でも微量アルブミン尿や腎機能低下をきたしますから、2型糖尿病の経過は1型糖尿病より複雑です。

慢性腎炎

●原発性糸球体疾患の分類

原発性糸球体疾患は臨床的に5つに分類されます（表3）。

①無症候性蛋白尿/血尿症候群、②急性（糸球体）腎炎症候群、③急速進行性（糸球体）腎炎症候群、④慢性（糸球体）腎炎症候群、⑤ネフローゼ症候群です。このうち、末期腎不全に進行することがある疾患は、急速進行性腎炎症候群のなかで治療が奏効せず高度腎機能障害を残す例、慢性腎炎症候群のなかで中等度以上の蛋白尿や高血圧が持続する例、ネフローゼ症候群のなかで（微小変化型を除く）治療抵抗性の例です。

●末期腎不全までの経過

急速進行性腎炎症候群は潜在性に発症しますが、発症後、急速に腎機能が悪化するため、治療時期を失すると不可逆性の高度な腎機能障害を残し、発症か

表3 原発性糸球体疾患の分類

1	無症候性蛋白尿/血尿症候群	自覚症状はなく、学校や職場での健診で軽度蛋白尿や顕微鏡的血尿で発見される腎疾患である。IgA腎症の初期、遺伝性腎炎などがある。予後は良好だが、年1回の尿検査を続け、尿所見の悪化があれば腎生検による病理診断が必要である。
2	急性（糸球体）腎炎症候群	多くは上気道の溶連菌感染1～2週間後、浮腫・乏尿で発症し、高血圧、蛋白尿、血尿、腎機能低下をきたす。溶連菌感染が原因の場合は数週で回復する。他の細菌やウイルス感染が原因で起こることもある。
3	急速進行性（糸球体）腎炎症候群	腎機能が急速進行性に悪化し、未治療では数週～数カ月で末期腎不全に至る。抗好中球細胞質抗体（Anti-Neutrophil Cytoplasmic Antibody）が関与する場合はANCA関連血管炎と呼ばれ、高齢者によくみられる。潜在発症であるが、全身性のタイプでは全身倦怠感、発熱、食欲不振で発症し、肺出血を伴うことがある。腎限局性のタイプは肉眼的血尿で発症する。抗糸球体基底膜抗体が関与するものもあり、グッドパスチャー（Goodpasture）症候群と呼ばれる。
4	慢性（糸球体）腎炎症候群	蛋白尿や血尿が持続し、徐々に腎機能が悪化する疾患で、腎機能悪化に伴い高血圧が始まる。原因疾患の多くはIgA腎症である。
5	ネフローゼ症候群	高度蛋白尿（3.5g/日以上）、低アルブミン血症（3.0g/dL以下）のため、全身性浮腫で発症する疾患である。小児では微小変化型ネフローゼ症候群、巣状分節性糸球体硬化症が原因となり、成人では膜性腎症が原因となる。糖尿病性腎症や原発性アミロイドーシスでもネフローゼ症候群をきたすが、二次性ネフローゼ症候群に分類される。

ら数週～数カ月で末期腎不全に至ります。一方、慢性腎炎症候群では、健診時の検尿で異常を発見されることが多く、放置しても数年～10数年は腎機能が悪化することはありません。しかし、蛋白尿が持続するタイプでは1日0.5g程度（試験紙法による尿蛋白半定量で＋～＋＋）の比較的少量の蛋白尿であっても、長期的には腎不全をきたすことがあり、1日1g以上の中等度蛋白尿を持続するタイプは高頻度に10～20数年の経過で末期腎不全に至ります。

わが国では、慢性腎炎症候群の原因疾患の大部分を占めるIgA腎症に対し、ステロイドパルス療法や扁桃摘出治療が行われ、蛋白尿の改善や腎機能悪化の防止の効果が示されています。しかし、エビデンスがまだ十分示されていないため、世界的にはこれらの治療法は認知されていません。ネフローゼ症候群の原因となる膜性増殖性糸球体腎炎、巣状分節性糸球体硬化症、膜性腎症のなかには治療抵抗性のタイプがあり、ネフローゼ症候群を伴って末期腎不全に至ります。

腎硬化症

長期間、高血圧が持続すると、腎臓内の小動脈・細動脈に動脈硬化性変化が起こり、腎実質が障害され、腎機能の悪化をきたし、(良性) 腎硬化症と呼ばれます。腎生検が行われないと正確な診断はできませんが、腎機能低下とともに腎臓は萎縮していることが多く、危険を伴う腎生検を行わずに、臨床経過から診断します。長期間、高血圧があっても、腎機能低下をきたすのは一部であり、脂質代謝異常、高尿酸血症などの他の危険因子や遺伝的素因の関与が考えられています。

著しい高血圧（拡張期圧＞120～130mmHg）に視力障害（乳頭浮腫や網膜出血）、意識障害や心不全を伴って急速に腎機能の悪化する疾患を悪性腎硬化症と呼びます。長年の高血圧を放置した場合や治療中の降圧薬の服用を中止した場合、腎血管性高血圧や原発性アルドステロン症などの二次性高血圧に合併して発症します。

多発性囊胞腎

常染色体優性多発性囊胞腎は500～1,000の出生に1人見出される、頻度の高い遺伝性疾患です。両側腎に無数の囊胞ができ、徐々に囊胞は大きくなり、正常組織を圧迫して腎機能低下をきたします。高血圧や腎機能低下で発見されることが多く、時に血尿をきたします。

多くは30～40歳代に腎機能低下が始まり、末期腎不全に至りますが、小児期に腎不全に至るもの、高齢まで末期腎不全に至らないものまでさまざまです。

その他

透析治療を行ううえで、腎不全をきたした原疾患が何であったかを知っておくことは大切です。透析中に出現する何らかの症状の原因が原疾患に起因していることがあります。急速進行性糸球体腎炎（発熱、全身倦怠感、肺出血）、ループス腎炎（発熱、白血球・血小板減少）、慢性腎盂腎炎（膿尿、発熱）、原発性アミロイドーシス（低血圧、心不全、下痢）、コレステロール結晶塞栓症（下肢皮膚壊疽、全身倦怠感）、ファブリー (Fabry) 病（中枢神経症状、皮膚症状、心不全）などがあります。

> **これですっきり！わかるPOINT**
> - CKDの重症度は原因疾患、GFRで表される腎機能、蛋白尿の程度で分類される。
> - 2012年に改訂されたCGA重症度分類ではG5が末期腎不全であり、腹膜透析、血液透析、腎移植の腎代替療法を考慮する時期である。
> - 原因疾患としては、糖尿病性腎症、慢性腎炎、腎硬化症が大部分を占め、多発性嚢胞腎、急速進行性糸球体腎炎などが続く。

引用・参考文献
1) 日本腎臓学会編．"CKDの定義，診断，重症度分類"．CKD診療ガイド2012．東京医学社，2012，3．
2) 槇野博史．糖尿病性腎症—発症・進展機序と治療．東京，診断と治療社，1999，192．

2 慢性腎不全の進展とその評価

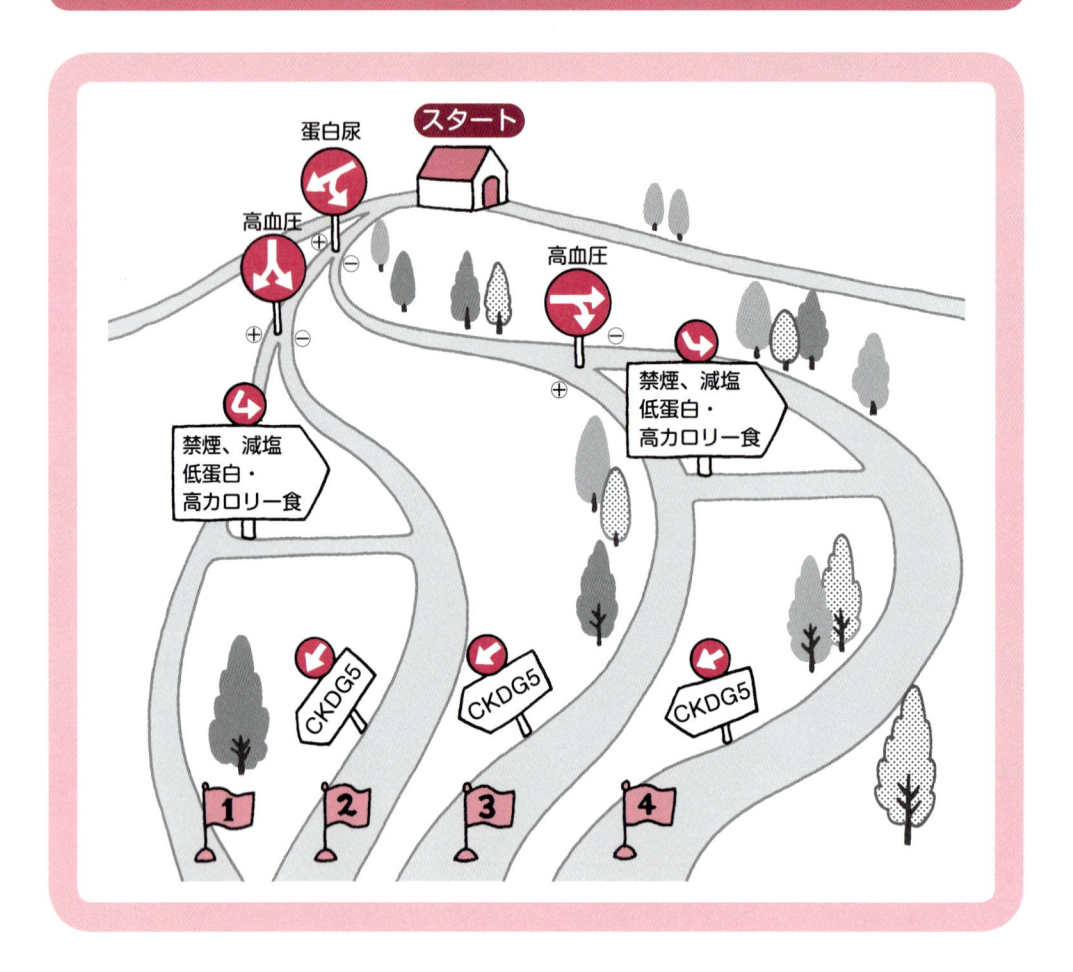

どうして腎臓は進行性に悪くなるのですか？

　慢性腎臓病（CKD）では、ある程度まで腎機能が低下すると改善することは難しく、蛋白尿や高血圧の程度に応じて、また、加齢の影響も加味され、進行性に悪化し末期腎不全に至ることが少なくありません。

長期的に進行する場合

　IgA腎症や抗好中球細胞質抗体（ANCA）関連血管炎などでは治療により疾患の活動性は低下しますが、障害された糸球体の程度に応じた腎機能の低下を残します。しかし、障害された糸球体の機能を代償するために、障害を免れた糸球体に血行動態的な負担がかかります。このため、一時的には残った糸球体

が過剰に機能し、一見、腎機能は安定したようにみえます。しかし、長期的には残った糸球体も負担に耐え切れず、二次的に機能障害に陥り、この連鎖が繰り返され、腎機能は悪化していきます。

また、コントロール不良の糖尿病や高血圧症では原疾患そのものが腎機能を持続的に悪化させ、IgA腎症やループス腎炎などでは原疾患再燃により腎障害が繰り返され、腎機能が悪化していきます。

アンジオテンシン変換酵素（ACE）阻害薬やアンジオテンシン受容体拮抗薬（ARB）は糸球体に対する血行動態的な負担を軽減させる作用があり、CKDの治療に好んで使用されます。

比較的急に進行する場合

CKDの経過中、比較的急に腎機能が悪化する場合には、何らかの原因が隠れていることがあります。非ステロイド性消炎鎮痛薬（NSAIDs）、造影剤、抗菌薬など、腎機能悪化をきたす可能性のある薬剤の投与、発熱、嘔吐、下痢、利尿薬などによる脱水、心機能低下、過度の降圧による低血圧、感染症、結石による尿路通過障害（水腎症）などがあります。とくに、これらの因子が2つ重なるとさらに危険性が増すといわれています。

利尿薬とACEまたはARBの併用、これらにNSAIDsの追加投与などは、腎機能の急な悪化の原因となります。原因と思われる因子を早期に除去することにより、腎機能は元のレベルにまで改善します。

腎機能の悪化を予防できますか？

血圧のコントロール

腎機能障害をきたした原疾患の治療が第一ですが、次に血圧のコントロールが重要です。ACEやARBには腎保護作用があり、とくに蛋白尿の多いCKDに効果が期待されます。降圧目標として130/80mmHgが推奨されていますが、糖尿病・非糖尿病、蛋白尿の程度、心血管障害の有無により異なります。

蛋白制限食

蛋白制限食については、動物実験ではその効果が示されていますが、人に対してはその効果が明らかにされていません。食事の蛋白制限をするとすれば、CKDステージG3では0.8〜1.0g/kg、ステージG4、G5では0.6〜0.8g/kgが推奨されています。しかし、不用意に蛋白制限を指導すると、肉や魚などの動物性蛋

白の制限が過度になったり、カロリー不足になったりして、体重減少をきたすことがあります。栄養障害をきたさないように、管理栄養士の指導のもと、適切な栄養指導が必要です。

禁 煙

喫煙は、これ自体が動脈硬化をきたし、腎機能悪化につながりますので、禁煙はCKDの進展予防に大切です。

動脈硬化

動脈硬化症については、健常人でも年齢とともに腎機能は悪化し、動脈硬化が関与していると思われます。脂質代謝異常の治療はCKDに合併しやすい心血管疾患には有用ですが、腎機能悪化の予防効果については、いまだ十分なエビデンスはありません。

その他

その他、腎機能障害とともに貧血、代謝性アシドーシス、高リン血症が現れますが、それらに対する治療は腎機能悪化を予防します。

腎機能の評価はどのように行いますか？

CKDでは、年齢とともに腎機能Aがゆっくり低下します。腎機能の悪化に伴い、尿毒症物質は体内に徐々に蓄積しますが、軽度の腎機能低下では臨床症状は現れません。中等度以上に低下すると、血圧上昇、体液バランスの乱れ、貧血などが現れますが、年齢、運動量、食習慣などで臨床症状は異なり、腎機能低下の程度と相関しません。

糸球体濾過値（GFR）による評価

CKD重症度分類では腎機能は糸球体濾過値（GFR）Bで評価されます。従来、腎機能は血清クレアチニン値やクレアチニン・クリアランスで評価されることが一般的でしたが、クレアチニンは糸球体濾過以外に尿細管からも分泌され、糸球体濾過値より20％ほどよい値を示すという問題がありました。そこでCKD重症度分類では、腎機能の評価法として、血清クレアチニン値から推算し、年齢・性・体表面積で補正した推算糸球体濾過値（eGFR）が用いられます。

また、GFRの正常は100mL/min/1.73m^2（欧米では120mL/min/1.73m^2）以上とされていましたが、疫学調査の結果、日本における成人の半数以上のGFRは60〜90mL/min/1.73m^{2}でした。そこで、GFRが60mL/min/1.73m^{2}以上であれ

用語解説 A → 腎機能

　腎臓の基本的な機能は、「各臓器・組織の細胞が適切に機能するための環境を整えること」といえます。

　腎臓は、血液を濾過する糸球体、濾過された尿の原（原尿）から身体に必要な物質を再吸収する尿細管、糸球体に血液を送る血管、それらを取り囲む間質からできています。尿細管には糸球体とは別に、周囲の血管から物質を分泌して排泄する機能もあります。また、腎臓にはレニンやエリスロポエチンを産生したり、ビタミンDを活性化したりする力もあります。

　蛋白などの代謝の過程で産生された最終産物（老廃物）を排泄するのは糸球体であり、水・電解質・酸塩基平衡を保ち、カルシウム・リン代謝にかかわるのは尿細管です。糸球体につながる血管系は糸球体濾過量を調節し、血圧を適正にします。間質ではエリスロポエチンが産生され、赤血球量を調節します。

　腎機能を評価する際には、血管、糸球体、尿細管、間質それぞれの障害程度を評価しなければなりません。しかし、ほとんどの腎疾患ではこれらの機能が並行して障害されるため、糸球体機能をもって腎機能としています。

用語解説 B → 糸球体濾過値（GFR）

　1分間に尿中に捨てられる物質の量が血清何mLに存在するかを表す言葉をクリアランスといいます。物質によっては、糸球体で濾過された後、尿細管で再吸収されるものがあります（たとえば尿素窒素、ナトリウムなど）。再吸収された物質は血液に戻るため、その物質は濾過された量よりも少ない血液に含まれますので、クリアランスは小さくなります（尿素窒素はほぼ血清60mL中に含まれる量を、ナトリウムは血清1mL中に含まれる量を1分間に排泄します）。

　逆に糸球体で濾過され、尿細管で分泌される物質もあります。そのような物質のクリアランスは大きくなります（馬尿酸のクリアランスは500mL）。糸球体で自由に濾過された（分子量が10,000以下の物質は糸球体基底膜を抵抗なく通過できます）後、尿細管で再吸収も分泌も受けない物質のクリアランスは糸球体で濾過された量を示します。そのような物質のクリアランスが糸球体濾過値を表すことになります。

　イヌリンがこれに当たりますが、ほかにこのような物質はあまり存在しません。イヌリンに比較的近い物質がクレアチニンであり、血清クレアチニンから糸球体濾過値を推算する方法が考案され、eGFRといっています。

> **用語解説 C ➡ GFR評価の落とし穴**
>
> - その1：GFR評価には注意点があります。腎臓が実際に障害されている程度とGFRは相関しません。若年者では腎臓を1個摘出した場合、一時的にGFRは低下しますが、残っている腎臓の糸球体が濾過量を増やし、見かけ上、GFRは正常になります。GFRが正常であっても、腎臓が悪くなっていないとは言い切れません。
> 障害から免れた糸球体が代償しているために、安定しているように見えるだけで、負担に耐え切れず、いったん代償不全になると、GFRは急に低下します。CKDで高血圧や蛋白尿、尿沈渣異常がある場合は、GFRが安定していても、注意が必要です。
> - その2：eGFRは性別、年齢を考慮し、標準的な体表面積（1.73m^2）で補正した値で表示されます。これによって体格の大きさに影響されない公平な評価が可能となり、統計を取ったり治療効果を比較したりするときには便利です。
> 一方、eGFRを臨床的に利用する際には、体格の小さい患者、高齢や消耗のため痩せた患者では、実際のGFRはeGFRより低くなることに注意が必要です。これは中等度以上に低下したCKDで腎排泄性の薬剤を投与するときに重要です。eGFRを体表面積で補正し直し、個々の患者のGFRで投与量を決める必要があります。たとえば、体格150cm、40kgの体表面積は1.30m^{2}となり、標準的な体表面積1.73m^{2}より25%低くなります。

ば、蛋白尿など腎臓に関する異常所見がないことを条件に正常としました C。

また、腎臓に問題がなくても加齢とともにGFRは低下します。高齢者においては、ステージG3aやG3bであっても、蛋白尿や高血圧がない場合、病的低下なのか、加齢による低下なのか、判断が難しいことも認識しておくことが大切です。

血清クレアチニン値による判定

eGFRによる腎機能評価が行われる以前は、血清クレアチニン値が1.0mg/dLの場合、あまり腎機能障害があるという認識はもたれませんでした。60歳以上の女性では、血清クレアチニン値1.0mg/dLのCKD重症度はステージG3b（中等度～高度低下）になります。また、80歳の女性では血清クレアチニン値2.5mg/dLの場合、CKD重症度はステージG5（末期腎不全）に分類されます。高齢者では、従来の血清クレアチニン値による判定よりも、かなり重症に分類されます。評価としては血清クレアチニン値よりもeGFRの評価が適切であ

り、年齢に関係なく、各ステージのもつ末期腎不全に至るリスクには変わりません。

> **これですっきり！わかるPOINT**
> - CKDでは、ある程度まで腎機能が低下すると、原疾患による持続的な障害や機能障害を免れた残存糸球体に対する過剰負荷のため、また加齢の影響も加味され、進行性に悪化し末期腎不全に至る。
> - 腎機能の悪化を抑制するためには、原疾患の治療とともに、糸球体に対する過剰負荷の軽減のため、薬物治療、血圧コントロール、食事療法などを行う。また、経過中に急に腎機能の悪化がみられたときは、原因を検索し、障害因子を除去する。
> - 腎機能が低下すると、血圧上昇、体液バランスの乱れ、貧血などが現れるが、その程度には個人差がある。腎機能障害の評価には年齢・性・体表面積で補正したeGFRを用いる。

3 慢性腎不全の症状と腎代替療法

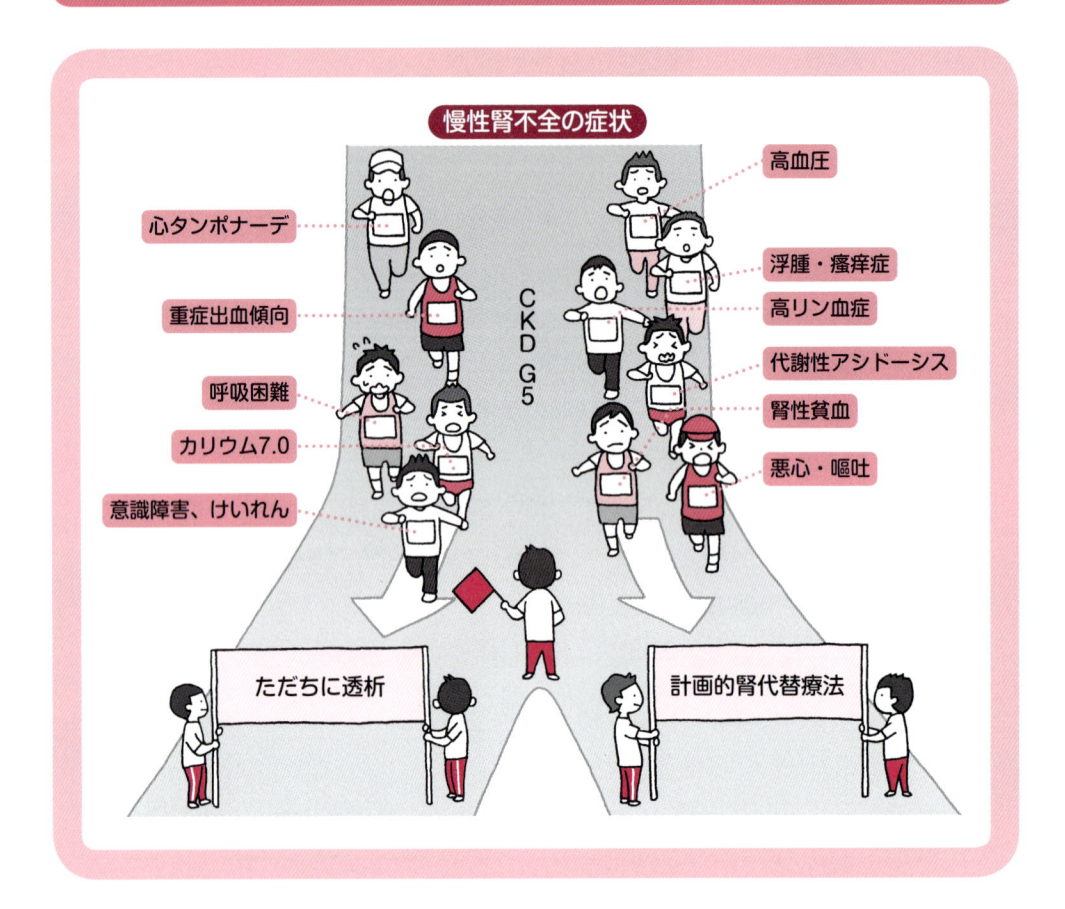

慢性腎不全の症状

- 高血圧
- 浮腫・瘙痒症
- 高リン血症
- 代謝性アシドーシス
- 腎性貧血
- 悪心・嘔吐
- 心タンポナーデ
- 重症出血傾向
- 呼吸困難
- カリウム7.0
- 意識障害、けいれん

CKD G5

ただちに透析 ／ 計画的腎代替療法

腎臓が悪くなるとどのような症状が現れますか？

　腎不全に基づく症状を尿毒症症状といいますが、慢性腎臓病では進行がゆっくりであるため、自覚症状は腎不全末期になるまで現れることがありません。尿毒症症状はほぼ全身に及び、中枢神経・末梢神経、循環器、消化器、造血器、内分泌・代謝、水・電解質・酸塩基平衡、筋・骨格、皮膚などに異常が現れます。

　重篤な合併症をきたしたり、生命予後に直接関係したりするような尿毒症症状が現れた場合には、ただちに透析治療を行う必要があります。一方、ただちに腎代替療法を必要としないものの、合併症の予防、長期予後やQOLを良好に保つために腎代替療法の導入を考慮したほうがよい末期腎不全にみられる尿

毒症症状もあります。

慢性腎不全による各器官の症状

中枢神経・末梢神経症状

昏睡やけいれん発作が現れれば、ただちに透析治療が必要ですが、これらの症状が出現するまで放置されることは普通ありません。「最近、テレビを見なくなった」「新聞を読まなくなった」などの集中力や意欲の低下、「反応がおかしい」「朝、いつも通りの時間に起きてこない」などの軽い意識障害の出現は、尿毒症の中枢神経障害の所見であることもあります。

頭痛や不眠なども末期腎不全で現れます。高齢者では自分で気づかないことがありますので、家族が注意する必要があります。「足をじっとしていられない」「ベッドの上で足をバタバタする」などはレストレスレッグス症候群と呼ばれ、尿毒症の末梢神経障害の所見です。腎代替療法を考慮する必要があります。

循環器症状

呼吸困難、起座呼吸、肺水腫はただちに透析治療が必要です。末期腎不全でみられる心不全症状には、大きく分けて3つの原因があります。

● 心臓のポンプ機能が障害されている場合

心臓は全身へ血液を循環させるポンプです。ポンプ機能、とくに左心機能が障害されると、全身へ血液を十分送れなくなり、心臓の手前の肺に血液があふれ（うっ血）、心不全症状をきたします。糖尿病や管理不十分な高血圧症などでは心臓に栄養を送る冠動脈に血管障害をきたし（虚血性心疾患）、左室ポンプ機能が低下します。この場合、肺水腫の原因となっている余分な水分を透析治療で除去することが必要ですが、同時に心臓のポンプ機能を回復させる心臓自体の治療も必要となります。

● 心臓のポンプ機能が障害されていない場合

心臓のポンプ機能が保たれていても、循環血液量が心臓の処理能力以上に増加した場合には、心不全症状をきたします。過度な食塩摂取をすると、高度に障害された腎臓では摂取量に見合う食塩の排泄ができず、体液量が過剰となって浮腫が現れ、循環血液量も過剰となります。利尿剤に反応しない場合は透析治療による除水が有効です。

- **尿毒症による高度な心嚢炎**

　まれに、尿毒症による心嚢炎が高度になると、心嚢腔に多量の心嚢液が貯留し、心臓が十分に拡張できなくなり（心タンポナーデ）、心不全様の症状を示し、同時に心拍出量低下のために低血圧になります。また、右心への静脈還流も妨げられるため、肝うっ血をきたし肝腫大が現れます。心嚢液の除去とともに、尿毒症が原因であれば、ただちに積極的な透析治療が必要です。

消化器症状

　末期腎不全の症状として、食欲低下、悪心、嘔吐、味覚異常などの消化器症状が現れることがあります。これらの症状は尿毒症以外の疾患が原因であることも珍しくありませんので、診断は除外診断となります。

　唾液に含まれる尿素窒素は口腔内の細菌で分解され、アンモニアとなり消化器系を刺激して、これらの症状が現れるといわれています。消化器症状が続けば体重減少、引いては栄養障害をきたし、貧血も強くなりますので、腎代替療法を考える必要があります。

高度の高カリウム血症

- **症　状**

　血清カリウム値の正常上限は5.0mEq/Lです。5.0〜6.0mEq/L程度の高カリウム血症では何ら自覚症状はなく、重篤な心電図異常を示すことはありません。しかし、7.0mEq/L前後になると、また急速にカリウム値が上昇した場合は6.0以上になると、筋力の低下や手・足・口唇のしびれが現れます。心電図では徐脈、P波の消失、QRS幅の増大があり、適切な治療が行われないとQRSはサインカーブ状となり、心停止に至ります。血清カリウム値と重篤な心電図変化は必ずしも相関せず、急速にカリウム値が上昇した場合、低カルシウム血症や代謝性アシドーシスがある場合には、より重篤な心電図変化を示します。

- **原　因**

　慢性腎不全において、重篤な心電図異常をきたす高カリウム血症は急に起きるのではなく、日ごろから軽度の高カリウム血症があり、何らかの契機により高度高カリウム血症となります。食事性の原因が多く、予防には食事指導が大切です。同時に、薬剤により高カリウム血症となる場合もあります。アンジオテンシン変換酵素（ACE）阻害薬やアンジオテンシン受容体拮抗薬（ARB）はよく知られていますが、非ステロイド性消炎鎮痛薬（NSAIDs）やスルファ

> **用語解説 A ➡ 高カリウム血症の薬物療法**
>
> 　重篤な心電図変化を伴う高度の高カリウム血症があり、透析開始の準備に時間がかかるときは、2つの薬物療法をただちに行います。
> 　第一は、カリウムの心筋細胞に対する作用を打ち消すためのカルシウムの投与です。心電図を見ながら、8.5％グルコン酸カルシウム（カルチコール®）10mLを2～3分かけてゆっくり静注します（できれば中心静脈ラインから）。5分間様子をみて改善がなければ、繰り返し投与します。
> 　第二は、血清のカリウムを細胞内に移動させ、血清カリウムを低下させます。10％ブドウ糖液500mL（5％ブドウ糖液500mLに50％ブドウ糖50mLを加える）にレギュラーインスリン10単位を加え、血糖をみながら1時間かけて点滴します。

メトキサゾール／トリメトプリム（ST合剤）なども高カリウム血症の原因となり、注意が必要です。

- **治　療**

末期腎不全で、自覚症状や重篤な心電図変化を伴う高度の高カリウム血症をきたした場合は、ただちに血液透析が必要です。しかし、透析装置を立ち上げ、透析を開始するまでに一定の準備時間がかかります。また、シャントが作製されていない場合には、透析用の血管確保のためにも時間がかかります。そのため、重篤な心電図変化を伴う高カリウム血症の際には、透析開始を待つ時間的な余裕はなく、薬物療法を先に行いますA。

腎性貧血

エリスロポエチン製剤が開発される以前は、腎性貧血は腎代替療法を導入する契機の一つでした。また、治療として輸血が行われましたが、エリスロポエチン製剤の開発後、輸血はほとんど行われなくなりました。腎性貧血は正球性正色素性貧血です。小球性低色素性貧血の場合は、鉄欠乏性貧血の合併が疑われますので、原因検査と治療が必要です。

全身浮腫

糖尿病性腎症や巣状分節性糸球体硬化症ではネフローゼ症候群を示しますが、腎機能の低下とともに食塩制限や利尿薬に対する反応も悪くなり、腹水や胸水が出現し、全身性浮腫を示すこともあります。低アルブミン血症はありますが、腎不全を合併したネフローゼ症候群では循環血液量は増加しており、ア

ルブミン製剤による治療は効果はありません。また場合によっては、さらなる循環血液量の増加をきたし、肺水腫を招く危険性があります。全身浮腫がコントロールできない場合には、CKDステージがG3やG4であっても、ADLを改善するために除水を主とした透析治療が必要になります。

高度高血圧

腎機能が悪化すると高血圧となり、高血圧は腎機能悪化の原因となります。ナトリウムの貯留やレニン-アンジオテンシン系の亢進が高血圧に関与しています。最近は、有効な降圧薬が多数開発されており、高血圧だけで腎代替療法の適応はありませんが、悪性高血圧で腎機能障害が高度の場合には透析治療が必要になります。

出血傾向

腎不全の進行とともに、血小板の凝集能や粘着能が低下し、皮下出血、鼻出血、歯肉出血などの出血傾向が現れます。消化管出血や大きな外科手術が予定されている際には、透析治療による尿毒症の改善が必要です。また赤血球も止血に関与し、腎性貧血が放置されると出血傾向も増します。

代謝性アシドーシス

腎機能が中等度（CKDステージG3b程度）に低下すると、体内のアミノ酸代謝によってできる水素イオン（H^+）の排泄が低下し、血液が酸性に傾き、代謝性アシドーシスになります。生命予後に影響を与える高度な代謝性アシドーシスはまれですが、アシドーシス自体は腎臓の間質病変を進展させるため、腎機能のさらなる悪化につながります。また、骨代謝や低栄養にも関連しており、重炭酸ナトリウムによる治療が必要です。

高リン血症

腎機能が悪化すると、比較的早い時期からGFRの低下に応じてリンの蓄積が始まります。血清リン値が高くなると、骨からFGF23と呼ばれる腎臓からリンの排泄を促進するホルモンが分泌され、血清リン値は低下します。しかし、FGF23はビタミンDの活性化を抑制する作用もあるため、血清カルシウム値は低下し、副甲状腺が刺激されます。副甲状腺ホルモンは骨からカルシウムを動員し、血清カルシウム値を正常に保とうとします。

このような精巧な制御機能があるために、腎機能が軽度～中等度低下の場合は血清リン値やカルシウム値に目立った異常はみられませんが、二次性副甲状

腺機能亢進症や腎性骨症は始まっています。高度腎機能低下（CKDステージG4）に至り、高リン血症や低カルシウム血症が現れます。高リン血症は血管石灰化の因子となります。

治療は、食事性のリン摂取制限、炭酸カルシウムによる消化管からのリン吸収抑制です。低カルシウム血症に対しては、炭酸カルシウムや活性化ビタミンD製剤の投与が行われます。血清カルシウム値やカルシウム・リン積の上昇は、血管石灰化のリスクを高めるので注意が必要です。

瘙痒症

末期腎不全においてよくみられる症状です。副甲状腺機能亢進症や高リン血症の関与が考えられていますが、血液透析治療にて必ずしも改善する訳ではありません。瘙痒症の原因は不明ですが、腎移植で改善することから尿毒症が関与しています。透析導入前よりも導入後に問題となることが多く、十分な透析治療が勧められています。

感染症

腎機能の悪化に伴い、感染症のリスクは高くなり、末期腎不全では呼吸器感染症、尿路感染症、結核、ウイルス感染症などをきたしやすくなります。尿毒症物質のなかには白血球機能や細胞性免疫機能を抑制するものがあり、透析治療にて部分的に改善します。

感染症予防の面から、中等度〜高度腎機能障害時には肺炎球菌ワクチン、インフルエンザワクチン、B型肝炎ワクチン、水痘ワクチンなどの接種が推奨されます。とくに腎移植を予定している場合は、移植後、接種できないワクチン（生ワクチン）がありますから、移植前の接種が推奨されます。

低栄養

低栄養自体は、緊急に腎代替療法を必要とする所見ではありません。しかし末期腎不全では、不適切な蛋白制限食、尿毒症に基づく消化器症状のため低アルブミン血症や体重減少、筋力量減少などの低栄養状態を示します。低栄養状態は感染症のリスクを増加させ、透析治療導入後の長期予後にも悪い影響があります。

これですっきり！わかるPOINT

- 尿毒症症状は腎不全末期になるまで現れることがない。
- 尿毒症症状はほぼ全身に及び、中枢神経・末梢神経、循環器、消化器、造血器、内分泌・代謝、水・電解質・酸塩基平衡、筋・骨格、皮膚などに異常が現れる。
- 生命予後に直接関係する意識障害、心不全、コントロールできない高カリウム血症、重篤な出血傾向、心嚢炎などに対してはただちに透析治療を行う。

4 腎代替療法とその準備

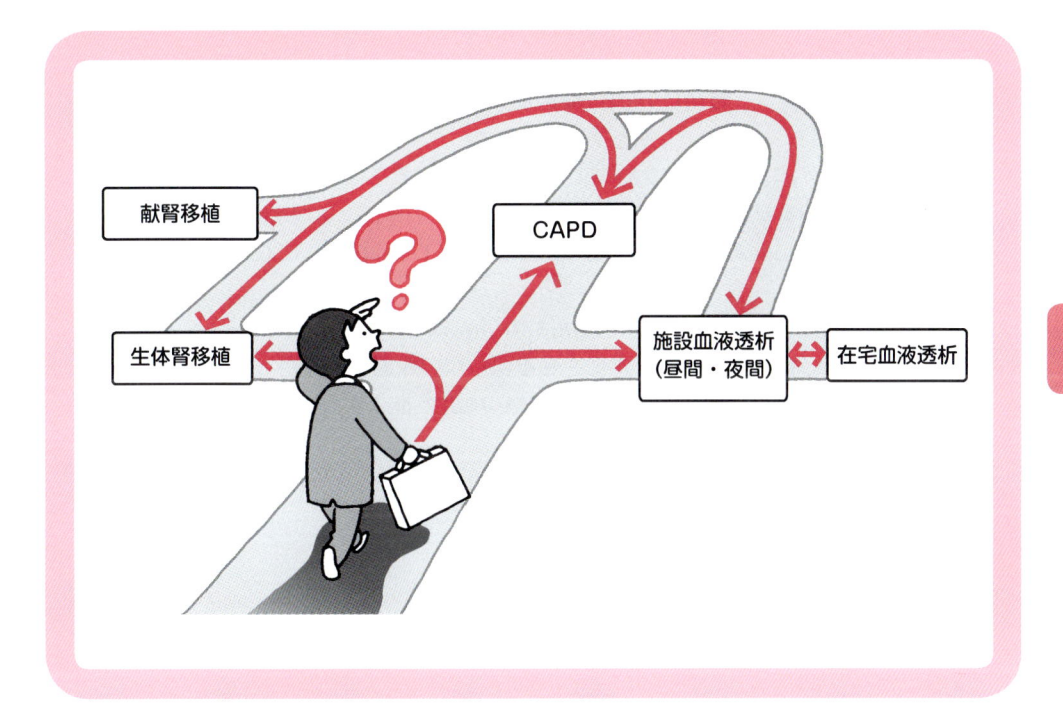

腎代替療法を開始する前に行うことはなんですか？

　腎代替療法の開始時期については、尿毒症に基づく自・他覚症状・所見を考慮して決めます。緊急治療を要する尿毒症症状で透析治療を始めることもありますが、わが国においては、そこまで放置されることはあまりありません。時間的に余裕がある場合が多く、患者ならびに家族に対し、腎代替療法について説明します。

　CKDステージG5となれば、腎代替療法に対する患者教育を行います。とくに、中等度以上の蛋白尿、糖尿病、コントロールの難しい高血圧、心血管合併症のある患者では腎不全の進行が速くなりますから、早めの患者教育が必要です。また、過去の腎機能の推移も教育時期の参考にします🅐。

　教育の内容としては、腎代替療法には腹膜透析、血液透析、腎移植があり、それぞれの治療法の説明を行います（表1〜3）。

用語解説 A → 腎不全の進行速度

　CKDにおいて、腎不全の進行は原疾患で異なります。また、同じ原疾患であっても、個人差が大きく、進行速度を一般化することは困難です。

　進行速度の予測に、1/Crスロープが用いられます。グラフ用紙を準備し、横軸に年月を、縦軸に1/Cr（原点を0にして0.1刻みで1.0まで）を取り、過去のデータ（1/Cr）をプロットしていきます。CKD G4〜5であれば、プロットした点を結ぶとほぼ直線になって、右下に向かって傾きます。その直線を延長すると、いつごろ血清クレアチニン値が5.0mg/dL（1/Crは0.2）になるか、あるいは10.0mg/dL（1/Crは0.1）になるか予測できます。

　また、過去のデータをプロットしたものが直線にならず、途中から急に傾きが強くなれば、腎機能を悪化させる何らかの原因があったことを示し、逆に、急に傾きが弱くなれば、腎機能の悪化を防止することのできた何かがあったことを示します。

表1　腹膜透析療法の説明の要点

- 腹膜を使って老廃物を洗い出し、体液のバランスをとる治療法（腹腔の解剖学的構造を図で説明する）
- 腹部の大きな手術を頻回に受けた方、人工肛門のある方は腹膜透析を選択できない
- 基本的に在宅治療
- 開始前に腹腔内に管（カテーテル）の挿入が必要
- 腹腔内に一定時間、1〜2Lの透析液を貯留する
- 基本的に朝、昼、夕、寝る前の4回、透析液を交換する
- 毎日、自分自身で清潔に透析液の交換を行う
- 透析液を腹腔内に貯留したまま日常生活が可能。入浴も可能
- 透析治療は24時間、持続的に行われ、透析液交換時以外は自由に行動できるため、持続携行式腹膜透析（CAPD）と呼ばれる
- 夜間、専用器械を使って自動的に透析液を交換する方法もある
- 腎臓機能が残っている場合や尿量が保たれている場合は、昼間の透析液貯留をなしにすることもできる
- 持続的な治療であるため、食事制限は緩和されるが、塩分制限は必要
- 透析液に糖が含まれるため、吸収され、肥満しやすくなる
- 透析液に蛋白が喪失する。十分な蛋白摂取が必要
- 腹腔に挿入した管の周囲や腹膜に感染を起こすことがある
- 腹膜が疲弊するため、生涯にわたって続けることはできない
- 5〜10年前後で他の治療法への変更が必要
- 重い合併症として、まれに腹膜が硬く癒着し、腸閉塞（被嚢性腹膜硬化症）をきたすことがある

表2 血液透析療法の説明の要点

- ダイアライザと呼ばれる透析器を使って老廃物を洗い出し、体液のバランスをとる治療法
- 透析施設へ通院する方法と在宅で行う方法がある
- 在宅で行う場合は介助者が必要
- あらかじめ、血液を透析器に送る（動静脈）シャントの作製手術が必要
- シャントは利き手でない前腕に、動脈と静脈をつなぎ合わせて作る
- 適当な血管がない場合は人工血管を使って作る
- 透析開始時、シャントに注射針を2本刺す。1本は体内の血液を器械に取り出す針、他の1本は浄化された血液を器械から体内に返す針である
- シャントの静脈へは動脈からたくさんの血液が流れ込んでいるので、静脈はだんだん太くなってくる
- 透析時、1分間に200〜300mLの血液を取り出し、効率よく血液を浄化する
- 基本的に週3回、1回3〜5時間の治療を行う
- シャントは永続的に使用できるが、時に流れが少なくなったり、途絶えたりして修正手術が必要になる
- 人工血管では自己血管よりシャントの修正手術を受ける機会が多くなる
- 血液透析を受けている間に、
  - 急に血圧が下がり、頭がぼーっとすることがある
  - 足の筋肉がけいれんする（足がつる）ことがある
  - 気分が悪くなり、嘔吐することがある
- 透析を始めて間がないときにはこれらの症状が起こりやすく、透析の条件を変えることにより改善する
- 長く透析を続けている人でこれらの症状の出る場合は、体重の調整や透析条件の変更が必要である
- 透析治療を開始しても自宅での自己管理は大切である
  - シャント血流をチェックする
  - 体重、血圧、脈拍を測定する
  - 塩分・水分制限、カリウム制限、リン制限の食事管理をする
  - 厳しい蛋白制限は解除される
  - 糖尿病がない場合は十分なカロリー摂取が必要である
- 定期的に血液検査を受け、透析が適切に行われているか、食事管理が適切かチェックを受ける
- 血液透析を開始すると、尿量が徐々に減少し、数年でほとんどなくなる
- 透析終了後から次の透析までの間に摂取した水分がたまり、体重が数kg増加する
- 増加した水分を1回の透析で除去（除水）する
- 増加が多すぎると、1回の透析で除去できないことが起こり、高血圧の原因になる
- 旅行することは海外を含め可能
- 長期透析に伴う特有の合併症がある（二次性副甲状腺機能亢進症、腎性骨症、血管石灰化、透析アミロイドーシスなど）
- これらは日頃からの食事管理をしっかり行うこと、十分な透析を行うことである程度予防できる

腎代替療法はいつ開始すればよいのですか？

症状・検査所見より判断する

尿毒症に基づく自覚症状、血圧、心音、浮腫など体液バランスの身体所見、GFR、貧血、カリウム、血液ガスなどの検査所見をみて、総合的に判断します[B]。コントロールできない高カリウム血症を除くと、検査結果の異常のみで

表3 腎移植の説明の要点

- 血液透析、腹膜透析に比べ、腎移植はより完全な腎臓機能の代替療法となる
- 食事制限は緩和されるが、高血圧の合併があれば塩分制限は必要である
- 腎臓の提供者が必要であり、移植腎が拒絶しないように、生涯にわたって薬（免疫抑制剤）を服用する
- 免疫抑制剤には感染症、高血圧、血糖上昇、コレステロール上昇などの副作用がある
- 提供者により、生体腎移植と献腎移植（亡くなった方からの腎移植）がある
- 生体腎移植には血縁関係のある親族間移植と血縁関係のない夫婦間移植がある
- 従来、提供者との血液型の一致が必須とされていたが、治療の進歩により必須ではなくなった（提供者とのリンパ球交差試験陽性の場合も、可能になりつつある）
- 生体腎移植は提供者、親族・家族と十分話し合い、提供者の意思を最も尊重する
- 血液透析や腹膜透析を行うことなく、生体腎移植を行うこともできる。先行的腎移植（pre-emptive移植）と呼ばれ、CKDステージG5が対象である
- 献腎移植には心臓死の提供者からの移植と脳死の提供者からの移植がある
- 献腎移植は日本臓器移植ネットワークへ登録し、提供を待つ
- 透析治療を受けていなくても、CKDステージG5になれば登録は可能
- 日本では約13,000人の透析を受けている方が登録し、移植を待っている
- 優先順位は待機時間、組織適合性、提供腎の輸送時間（同一県、同一地域）で決まる（小児は別の規定がある）
- 日本での年間の献腎移植件数は200人弱で、平均待機期間は約14年である
- 世界中、どこの国でも提供臓器は不足している。金銭を払って海外で優先的に腎臓移植を受けることは、人道的に許されない
- 活動性の感染症や治療中のがんのある場合、移植は禁忌。高齢者やウイルス性肝炎、がんの既往、心血管合併症のある方は、移植が適当か移植医とよく相談する必要がある

腎代替療法を開始することはあまりなく、尿毒症に基づく自・他覚症状が重要です。

　GFRについては15mL/min/1.73m^{2}未満（CKDステージG5）が1つの指標となりますが、ただちに腎代替療法が必要となることは多くありません。腎代替療法として血液透析療法を選択する場合、生命予後や透析合併症の点から適切なGFRの導入基準値についての結論は出ていません。

患者・患者を取り巻く環境より判断する

　患者本人や患者を取り巻く家庭や職場の理解も腎代替療法の開始に影響します。患者の腎代替療法の選択は適切か、選択した治療法を十分に理解できているか、生涯にわたる治療法として不安はないか、血液透析を選択した場合は通院や仕事の継続に問題はないか、腹膜透析を選択した場合は家庭や職場の環境は整っているか、生体腎移植を選択した場合はドナーの理解は十分かなど、患者や家族の精神的負担や社会的環境にも配慮することが大切です。

用語解説 B → 導入基準の是非

わが国においては、身体障害者福祉法で、12歳以上では血清クレアチニン値が8.0mg/dL以上をもって腎機能障害1級に認定するとされており、性別、年齢、体格の違いが加味されていません。公平な認定を行うためGFRに基づく障害程度の見直しが必要です。

用語解説 C → 早期透析導入に関する報告

オーストラリアで行われた研究では、クレアチニン・クリアランスが10〜15mL/min群と5〜7mL/min群を比較したところ、早期透析導入を行っても、生命予後や心血管合併症、感染症などの透析合併症の点では有効性が示されなかったとの報告があります。

腎代替療法を行わない選択

　腎代替療法は末期腎不全においては生命維持のための治療法であり、腎代替療法が必要な状態に至っても、実施されないと数日から数週で死に至ります。しかし、腎臓以外の全身状態を考えた場合、腎代替療法を導入しない選択もあり得ます。

　末期がん、回復の見込みのない重症の心・肺・肝疾患（各臓器移植の適応がない場合）、回復の見込みがない意識障害、不可逆性の高度な認知症、協調して腎代替療法を受けることのできない高度精神障害者などについては非導入の選択もあります。

　しかし、意識障害、認知症、全身状態の悪化した状態では本人の正しい判断がなされません。治療に対する本人の意思が文書などで残されている場合は問題がありませんが、わが国ではまだそのような事前の意思表示のシステムは普及していません。判断能力のある時点で、患者本人の治療に対する考えを知る家族や周囲の人の意見を参考に決めるべきでしょう。腎代替療法を含め、延命治療に関する社会制度の整備が急がれます。

> **これですっきり！わかるPOINT**
>
> - CKDステージG5となれば、腎代替療法に対する患者教育を行う。
> - 中等度以上の蛋白尿、糖尿病、コントロールの難しい高血圧、心血管合併症のある患者では早めの患者教育が必要である。過去の腎機能の推移も参考にする。
> - 透析開始時期は尿毒症に基づく自覚症状、身体所見、検査所見をみて、総合的に判断する。血液透析の早期導入による生命予後や合併症に対するメリットはない。

確認テスト

―1 慢性腎不全とその原因―

問題

1. 急性腎不全と慢性腎不全の違いは何ですか？

2. CKDの重症度分類で腎機能はどのように分類されますか？

3. 2012年のCKD重症度分類で重視したものは何ですか？

4. 末期腎不全に至る可能性の高いCKDの原因疾患は何ですか（3つ）？

5. 1型糖尿病性腎症はどのような経過をとりますか？

6. 1型糖尿病腎症と2型糖尿病腎症との臨床経過の違いは何ですか？

7. 原発性糸球体疾患は臨床的にどのように分類されますか？

8. 末期腎不全に至る可能性のある原発性糸球体疾患は何ですか？

―2 慢性腎不全の進展とその評価―

問題

9. CKDにおいて、いったん、腎機能が低下すると進行性に悪化しやすい原因は何ですか？

10. CKDで腎機能の低下の進行を防止する方法は何ですか？

11. CKDの経過中、比較的急に腎機能を悪化させる原因は何ですか？

12. CKDにおいて腎機能の評価は何を用いて行いますか？

⑬ 20歳の男性と80歳の女性の血清クレアチニン値2.5mg/dLは、腎機能の面からどのように違いますか？

⑭ 蛋白尿や高血圧が同程度としたとき、GFR 40mL/min/1.73m² の20歳の男性と80歳の女性の末期腎不全に至るリスクは同じですか？

―3 慢性腎不全の症状と腎代替療法―

問題 ⑮ CKDステージG5でみられる自覚症状は何ですか？

⑯ ただちに透析治療が必要な尿毒症症状にはどのようなものがありますか？

⑰ CKDステージG3で二次性副甲状腺機能亢進症は始まっていますか？

―4 腎代替療法とその準備―

問題 ⑱ 腎代替療法にはどのようなものがありますか。また、それぞれどのような種類がありますか？

⑲ CKDステージG5で血液透析を開始する場合、導入時のGFRの違いで導入後の生命予後や透析合併症に差はみられますか？

⑳ それぞれの腎代替療法において食事指導はどのように違いますか？

㉑ それぞれの腎代替療法で、実施が禁忌となる状態はありますか？

㉒ 重篤な尿毒症症状がない場合、腎代替療法を始める時期をどのように決めますか？

解答 A

—1 慢性腎不全とその原因—

❶ 急に腎機能が悪化する状態を急性腎不全と呼び、何らかの原因疾患があり、不可逆性に腎機能障害が持続する状態を慢性腎不全と呼びます。

最近、急性腎不全は急性腎障害（AKI）と呼ばれ、KDIGOでは「48時間以内に血清クレアチニンが0.3mg/dL以上の増加」、「1週間以内に血清クレアチニンが50％以上の増加」、「6時間以上の0.5mL/kg/時間以下の尿量」のいずれかと定義しています。

慢性腎不全は慢性腎臓病（CKD）と呼ばれ、「蛋白尿などの腎臓障害または糸球体濾過値60mL/min/1.73m^{2}未満が3か月以上持続するもの」と定義されています。

❷ 新しいCKD重症度分類ではGFRを90、60、45、30、15で区切り、
G1：90≧を正常または高値
G2：≧60、＜90を正常または軽度低下
G3a：≧45、＜60を軽度～中等度低下
G3b：≧30、＜45を中等度～高度低下
G4：≧15、＜30を高度低下
G5：＜15を末期腎不全
としました。

❸ CKDの腎機能区分による分類に加え、腎障害をひき起した疾患、末期腎不全に至るリスクに関係の深い蛋白尿の程度を重視しました。

❹ 糖尿病性腎症、慢性腎炎（原発性糸球体疾患）、腎硬化症です。次に多発性囊胞腎、急速進行性糸球体腎炎が続きます。

❺ 糖尿病性腎症は糸球体過剰濾過のみられる腎症前期、微量アルブミン尿が出現する早期腎症期、持続性に蛋白尿が出現し腎機能の低下がみられる顕性腎症期、腎機能の低下が高度となる腎不全期を経て、腎代替療法が必要な透析療法期に至ります。

❻ 1型糖尿病では、約半数が発症後10年ほどで早期腎症となります。2型糖尿病では腎症の発症時期が明確でないため、糖尿病が発見されたとき、すでに蛋白尿が陽性であったり、腎機能が低下していたりします。また、高血圧、動脈硬化症、加齢などが経過に影響を与えるため、病態が複雑です。

❼ 原発性糸球体疾患は臨床的に、①無症候性蛋白尿/血尿症候群、②急性（糸球体）腎炎症候群、③急速進行性（糸球体）腎炎症候群、④慢性（糸球体）腎炎症候群、⑤ネフローゼ症候群の5つに分類されます。

❽ 急速進行性腎炎症候群のなかで治療が奏効せず高度腎機能障害を残す例、慢性腎炎症候群のなかで中等度以上の蛋白尿や高血圧が持続する例、微小変化型を除くネフローゼ症候群のなかで治療抵抗性の例です。

―2 慢性腎不全の進展とその評価―

❾原疾患により糸球体障害が惹起されますが、障害を免れた残りの糸球体には血行動態的な負担がかかります。長期間経過するうちに、過剰な負荷のかかった糸球体が負担に耐え切れなくなり、二次的に機能障害に陥り、腎機能は悪化していきます。また、原疾患そのものが腎機能を持続的に悪化させる場合や、原疾患の再燃により腎障害が繰り返される場合もあります。加齢によっても腎機能は悪化します。

❿腎機能障害をきたした原疾患の治療が第一です。次に高血圧があれば、血圧のコントロールが大切で、減塩食の指導をします。薬物治療としては、ACE阻害薬やARBが第一選択薬です。これらは糸球体に対する血行動態的な負担を軽減させる作用があり、腎機能の低下の進行を防止します。低蛋白の食事指導も有効といわれていますが、管理栄養士の管理下に行うことが大切です。貧血、アシドーシスの治療も有効です。

⓫NSAIDs、造影剤、抗菌薬など、腎機能悪化をきたす可能性のある薬剤の投与、発熱、嘔吐、下痢、利尿薬などによる脱水、心機能低下、降圧薬過剰などによる低血圧、感染症、結石による尿路通過障害などがあります。

⓬CKD重症度分類では腎機能は糸球体濾過値（GFR）で評価されます。

⓭血清クレアチニン値2.5mg/dLの20歳の男性のeGFRは、30mL/min/1.73m^{2}で高度腎機能障害、血清クレアチニン値2.5mg/dLの80歳の女性のeGFRは、15mL/min/1.73m^{2}で末期腎不全です。

⓮ともにCKDの腎機能区分ではG3bであり、年齢に関係なく、末期腎不全に至るリスクは同じと考えられています。

―3 慢性腎不全の症状と腎代替療法―

⓯末期腎不全期であり、尿毒症症状が現れます。尿毒症症状は全身に及びます。各器官においては、以下のような症状が現れます。

- 中枢神経症状：意識障害、けいれん、集中力や意欲の低下、末梢神経症状としてはレストレスレッグス症候群があります。
- 循環器症状：呼吸困難、起座呼吸、肺水腫などの心不全様症状、浮腫があります。
- 消化器症状：食欲低下、悪心、嘔吐、味覚異常などがあります。
- 造血器症状：貧血に伴う症状ならびに皮下出血、歯肉出血などの出血傾向があります。
- 水・電解質異常：高血圧に由来する症状、浮腫があります。高カリウム血症をきたせば、手足、口唇のしびれを訴えます。
- 筋・骨格症状：筋けいれん、骨折があります。
- 皮膚症状：瘙痒があります。

⓰中枢神経症状としての意識障害、けいれん、循環器症状としての呼吸困難、起座呼吸、肺水腫および心嚢炎による心タンポナーデ、造血器症状としては高度な出血傾向、電解質・酸塩基平衡異常としてのコントロール困難な高カリウム血症と高度代謝性アシドーシスです。

⓱CKDステージG3aでは、血清カルシウムやリン値には目立った異常は認められていませんが、GFRの低下に応じてリンが蓄積し、骨からFGF23が分泌され、腎臓からリンの排泄が促進されます。同時にFGF23は副甲状腺を刺激するため、二次性副甲状腺機能亢進症が始まります。

―4 腎代替療法とその準備―

⓲腎代替療法には腹膜透析、血液透析、腎移植があります。腹膜透析療法はCAPDが一般的です。

腹膜透析液を貯留する時間、時間帯、交換液量、交換する方法（手動、専用機器）を選択し、患者の生活に合わせた種々の治療形態があります。

血液透析療法には、医療施設へ通院して行う方法と家庭で行う方法（在宅透析）があります。

腎移植には生体移植、献腎移植があります。生体移植にはドナーにより親族間の移植と夫婦間の移植、献腎移植には心臓死ドナーからの移植と脳死ドナーからの移植があります。また、生体腎移植の場合、透析導入前に行う先行的腎移植（pre-emptive移植）もあります。

⓳オーストラリアで行われた研究では、早期透析導入を行っても、生命予後や心血管合併症、感染症などの透析合併症の点において有益性が示されなかったとの報告があります。

⓴腹膜透析療法、血液透析療法とも塩分制限は必要です。カリウム、リンの摂取制限は必要ですが、腹膜透析療法は持続的な治療であるため、血液透析療法に比べて緩和されます。

腹膜透析療法では透析液から糖が吸収されますから、肥満になりやすい傾向があり、カロリーの摂り過ぎに注意が必要です。また、透析液に蛋白が失われますので、十分な蛋白摂取が必要です。

腎移植では高血圧があれば塩分を制限しますが、カリウム、リンの制限はありません。免疫抑制剤には血糖上昇、コレステロール上昇の作用があり、それぞれに対する食事療法が必要です。

㉑腹膜透析は腹部の大手術を頻回に受けた方、人工肛門のある方は選択できません。血液透析ではとくにありませんが、3〜4時間、ベッド上で安静を保てない方は困難です。腎移植は活動性の感染症、治療中のがんは禁忌です。高齢者やウイルス性肝炎、がんの既往、心血管合併症のある方は移植医との相談が必要です。

㉒ 尿毒症に基づく自覚症状、血圧、心音、浮腫など体液バランスの身体所見、GFR、貧血、カリウム、血液ガスなどの検査所見をみて、総合的に判断します。コントロールできない高カリウム血症を除くと、検査結果の異常のみで腎代替療法を開始することはあまりなく、尿毒症に基づく自・他覚症状が重要です。

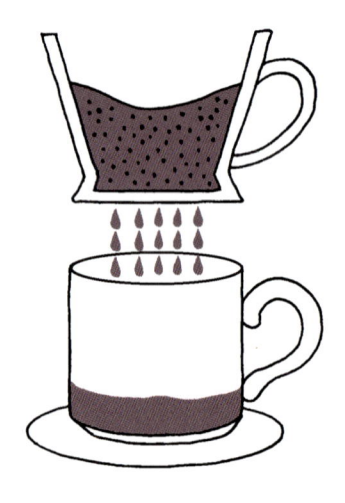

第6章

具体的症例から
患者にぴったりな透析
について考えよう

透析患者は腎不全の原疾患や既往症・合併症あるいは重症度の違いから症例によって大きく状況が違っています。通院方法から社会復帰状態、住環境、経済的背景まで考えれば、まさに千差万別です。したがって、各患者にぴったりな理想的な透析があったとしても、施設側や患者側の事情で実際は制限されてしまう側面は否めません。

ここでは、おもに医学的な問題に対し、臨床的な観点からより適切な透析をという意味で、ぴったりな透析について考えてみます。透析患者にとっても透析スタッフにとっても大変で、かつ頻度の高い症状を取り上げてみました。しかし、どんな病態でもこうすれば即問題解決、という魔法の方法があるわけではありません。Try and errorも必要ですし、同じことの繰り返しで進歩する場合もあります。あきらめず、より適切な透析を常に探求していきましょう。

表1に、本章で使用する略語を示します。

表1 使用略語一覧

ADL	activities of daily living、日常生活動作
ANP	atrial natriuretic peptide、心房性ナトリウム利尿ペプチド
BNP	brain natriuretic peptide、脳性ナトリウム利尿ペプチド
CTR	cardiothoracic ratio、心胸比
DW	dry weight、ドライウエイト（目標体重、乾燥体重、基礎体重）
ESA	erythropoiesis stimulating agent、赤血球造血刺激因子製剤
HDF	hemodiafiltration、血液濾過透析
iPTH	intact parathyroid hormone、副甲状腺ホルモン
PTx	parathyroidectomy、副甲状腺摘除術
QB	quantity of blood flow、血液流量
QD	quantity of dialysate（dialysis fluid）flow、透析液流量
QOL	quality of life、生活の質
β_2M	β_2-microglobulin、β_2-ミクログロブリン

1 ケース1
透析中に血圧低下を起こす症例

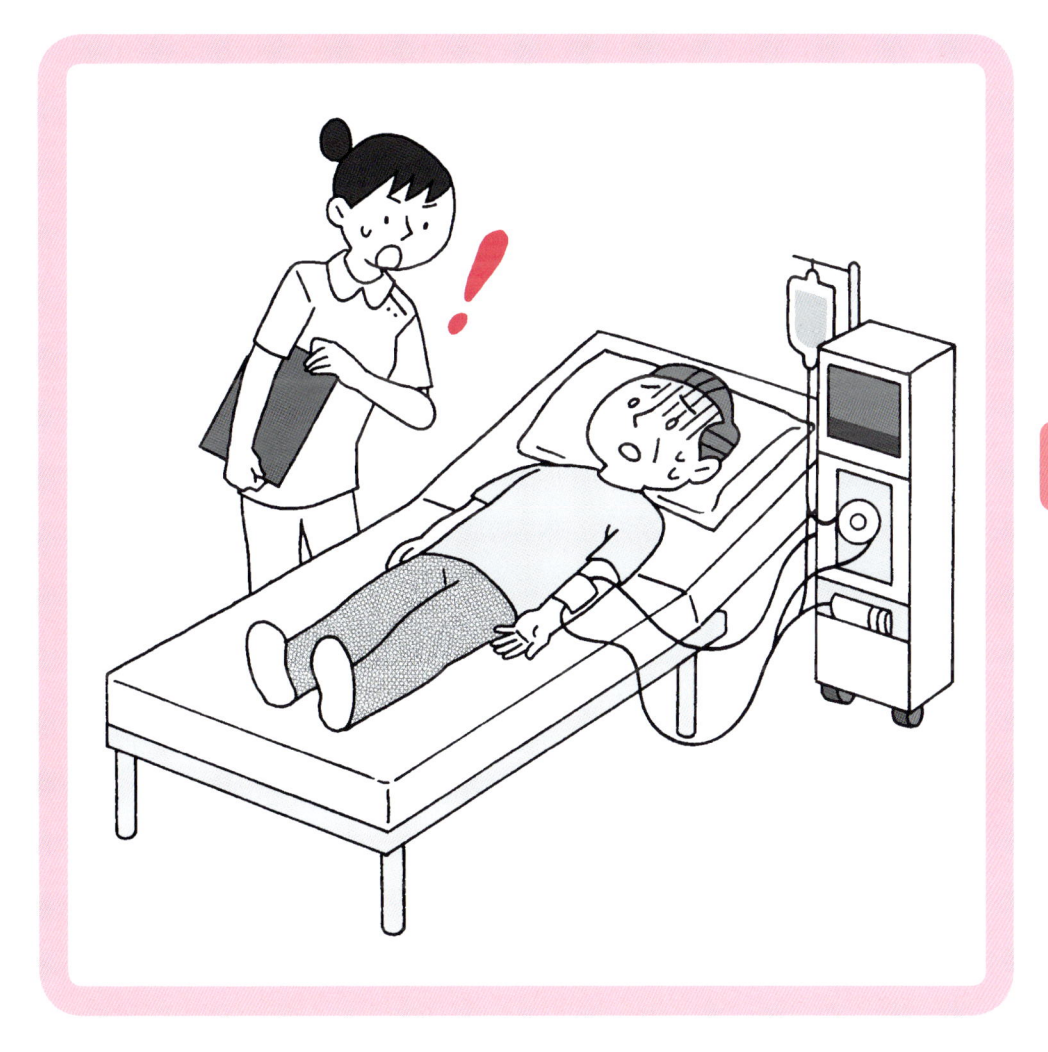

症例解説

Aさん、60歳代、男性。
原疾患は糖尿病性腎症。透析歴3年。
身長158cm、ドライウエイト（DW）54.3kg。
既往歴：40歳代後半より糖尿病と高血圧を指摘された。
透析前基本血液検査値：Hb10.8g/dL、TP6.0g/dL、Alb3.5g/dL、BUN77mg/dL、Cr8.22mg/dL
関連検査：透析前血糖値203mg/dL、HbA1c6.5％、グリコアルブミン22.7％、透析後心房性ナトリウム利尿ペプチド（ANP）65pg/mL、透析後心胸比（CTR）52％
透析条件：1回4時間、週3回。透析液流量（QD）500mL/min、血液流量（QB）200mL/min、ダイアライザAPS-18SA

問題経過

透析導入後徐々に尿量は低下し、最近は1日量が300mL程度となり、体重増加も多いと3〜4kgとなっていました。そして透析前血圧が150/80mmHg前後であっても、透析後半に収縮期血圧が100mmHg近くまで低下し、生理食塩液注入にも反応不良で、透析を早めに終了したり透析後なかなかベッドから降りられなかったりすることが出てきました。

解説

透析患者の血圧

血圧は、体液量が大きく関与する心拍出量と末梢血管抵抗から成り立ち、その体液量のコントロールを隔日の透析で行っている透析患者では、透析治療自体が血圧に大きな影響を与えます。体重増加（体液量の増加）が大きいとしばしば透析前の血圧が高くなるのはそのためです。

そして、透析という限られた時間内に体からその増加分を除去する操作を行えば、血管内を流れる血液すなわち血圧を構成する体液量を減らすことになり、血圧は低下しやすくなります。血管を風船、血液をそのなかに詰まった水と考えれば、風船のなかの水が減れば風船のなかの圧力が下がるのと同様に、血液量が減れば血管のなかの圧力（血圧）も下がることが理解できると思います。

プラズマリフィリングや血管の収縮により血圧は保たれますが、栄養障害や自律神経機能障害などがあれば、その反応は不良です。プラズマリフィリングとは、除水による循環血漿量低下に対して細胞内から水分が細胞外、すなわち血管内へ移行することをいい、血清アルブミン濃度や血管透過性、心機能などより規定されます。したがって動脈硬化の強い血管や低栄養状態では、その反応が不良で血圧低下になりやすいのです。

DWは適切か

まず考えるべきことは、設定する除水量はそれで良いか、つまりDWがその患者にとって合ったものかということです。DWの設定は経験的、主観的になりがちですが、できるだけ多くの情報を参考にすべきです。一般的には血圧以外には、だるさや下肢つりなど自覚症状、浮腫の有無、CTR、透析前後の蛋

白濃縮度、透析後ANP値、心エコー所見、下大静脈径、バイオインピーダンス法などからの情報を用います。

DWが実体重より小さく設定されていれば、そのDWに近づけば血圧は低下します。もちろん逆であれば、血圧上昇や心不全の原因にもなるわけです。

日本透析医学会のガイドライン[1]によると、DWとは、「体液量が適正で、透析中に過度の血圧低下を生ずることがなく、かつ長期的にも心血管系への負担が少ない体重」と記載されています。しかし、「臨床的に設定する方法は明らかではない」と続いているように、この定義は理想論といえます。現実的には体調よく過ごせ、透析中に低血圧がなく非透析日でも過度の高血圧を呈さず、透析前に浮腫やうっ血を認めない体重となりますが、これでも理想であり、現実はその理想にできるだけ近い体重がDWとなります。

心機能に問題はないか

心機能低下も透析中の血圧維持に大きな影響を与えます。血圧を構成する大きな要因のポンプ機能が低下すれば、当然その圧も下がります。そもそもDWを適正に設定するには心機能が正常であることが前提です。

心機能低下の原因はいろいろありますが、長年の高血圧や長期の透析による慢性的な心筋障害であれば治療困難ですが、虚血性のものであれば経皮的冠動脈形成術や冠動脈バイパス術など治療の介入で回復が期待できます。虚血性心疾患の存在がわかっている患者はもちろん、これまで心疾患の既往のない患者でも透析中血圧低下をきたすようになれば、一度循環器科受診が必要です。また透析前脳性ナトリウムペプチド（BNP）を測定し高値であれば、心臓が原因の可能性は高まります。

食事療法は守られているか

除水量が少なければ血圧低下が起きにくいことは自明です。体重増加を抑えるためには、食事の注意が必要になります。体重増加が中1日空きでDWの3％、2日で5％以下というのが1つの目処とされていますが、血圧低下を起こす患者は体重増加の抑制を守らないことが多いものです。

ポイントは水分制限だけでなく塩分制限であり、塩分が6g/日以下となるような食事内容の見直しは必須です。可能であれば管理栄養士に食事調査をしてもらいましょう。

降圧薬治療は適切か

もともと高血圧があり降圧薬を常用している患者でも、透析中の血圧低下は珍しいことではありません。現在の降圧薬はほとんど長時間作動薬であり、急激な血圧の変動は呈しませんが、透析での除水という要素が加われば血圧低下が助長されます。透析日の朝はもちろん、前日でも内服降圧薬の影響は否定できず、それらの時間変更や投与量の減量・中止を検討することも必要です。

ぴったりな透析を考えよう

DWは適正で、心機能低下もない、食事制限もまずまずで、降圧薬の影響もなさそう、ということであれば、透析治療そのものの工夫はできないか考えてみましょう。

時間当たりの除水量の検討

血圧低下に一番影響するのは、透析中の時間当たりの除水量です。これが過多だとプラズマリフィリングが追いつかず、血管内脱水となり血圧低下が生じます。クリットラインでリアルタイムに濃縮をみることで、透析中の除水パターンを変更することもできます。透析中に短時間除水をoffにすることで、血圧低下の予防になることもあります。

しかし何といっても、透析時間の延長により時間当たりの除水量を減らすことがもっとも簡単かつ有効な対策です。延長が無理であれば、ECUM（extracorporeal ultrafiltration method，体外限外濾過法）を加えることで除水量を増やすことができる場合もあります。しかし、ECUMを行う時間を透析短縮にすることは透析量の減少となり、注意が必要です。また十分透析ができていれば、ダイアライザを小さいものにしたり、QBを下げて体外循環の影響を少なくします。このほか、透析液温度を下げることも有効です。

血液透析以外の方法

透析方法の変更として、血液透析濾過（HDF）は除水による血圧低下を弱めることができるので、これも１つの選択肢です。

それでも十分な透析が困難であれば、CAPDも検討します。ただ腹膜機能により除水能に差がありますから、低血圧対策として絶対的な方法ではありません。

糖尿病患者など、自律神経機能異常による要素が大きい場合は昇圧薬を使い

表1 透析低血圧への一般的対策

1. DWの再検討
2. 除水速度、総除水量の検討
   透析時間延長、プログラム除水、水分・塩分制限の確認
3. 透析方法の工夫
   体外循環容量の縮小、透析膜UFRの低下、血流量の減量、低温透析、高ナトリウム透析、ECUMの併用、HDFやCAPDへ変更、透析中食事摂取の禁止
4. 昇圧薬使用、降圧薬調整
5. その他
   栄養改善、貧血改善、心機能低下に対する治療

ますが、基本は血管を収縮して血圧を上げるという機序であり、体重増加の抑制などを優先すべきです。

以上を含め、検討すべき対策を**表1**にまとめます。

これですっきり！わかるPOINT

Aさんの経過

DWを再検討しましたが、とくにずれはなさそうです。ダイアライザはサイズの小さいものに変更しました。

体重増加が中1日でも5％、中2日では7％と多く、体重増加過多が問題でした。食事調査をしたところ塩分の過剰摂取も判明し、食事の見直しをしました。また毎透析時30分時間延長をし、はじめはECUMで、その後透析での延長とし、顕著な血圧低下が減ってきました。

時間延長しないように体重増加に気をつけるという本人の意識も出てきて増加が減り、透析も安定しつつあります。

引用文献

1) 血液透析患者における心血管合併症の評価と治療に関するガイドライン. 透析会誌. 44 (5), 2011, 337-425.

2 ケース2 高血圧を呈し始めた症例

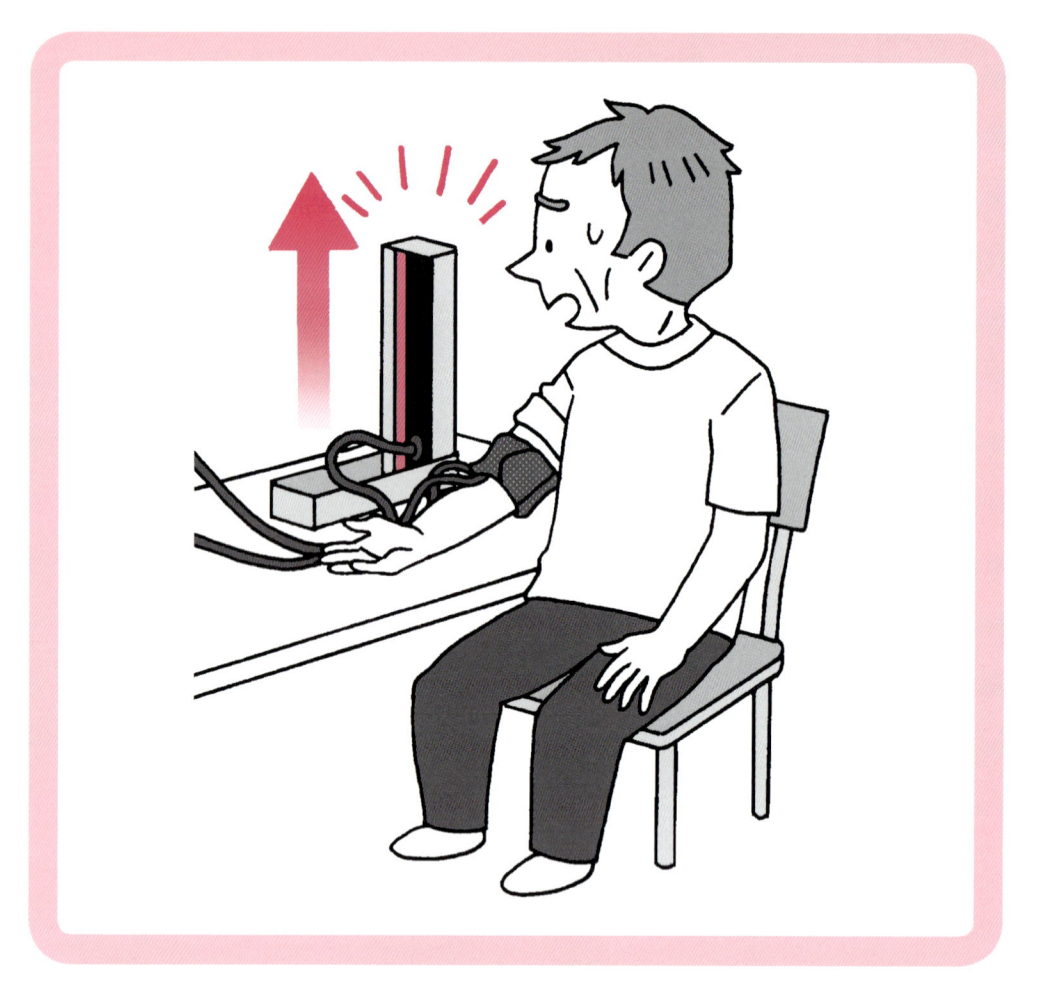

症例解説

Bさん、60歳代、男性。
原疾患は慢性腎炎。透析歴5年。
身長169cm、DW65.4kg。
既往歴：学生時代から蛋白尿があり、腎生検の結果はIgA腎症であった。内服治療を行っていたが、50歳ごろから腎機能障害が出現。そのころから次第に血圧も高くなり、降圧薬の服用も開始された。
透析前基本血液検査値：Hb11.4g/dL、TP7.1g/dL、Alb3.6g/dL、BUN45mg/dL、Cr8.68mg/dL
関連検査：透析後ANP77pg/mL、透析後CTR55％
関連内服薬：降圧薬2種
透析条件：1回4時間、週3回。QD500mL/min、QB210mL/min、ダイアライザNV21S

問題経過

保存期では降圧薬は4種服用していましたが、透析導入後は2種に減量され比較的安定していました。自宅での血圧は高くても150〜160/80〜90mmHgだったものが、最近180〜200/90〜100mmHg程度の血圧がみられるようになりました。

解説

腎臓は血圧を調節する要の臓器です。その機能障害が生じた腎不全では、そもそも高血圧を呈しやすくなっています。ナトリウムや水分をうまく排泄できなくなり容量的に過剰体液のため、あるいはレニンアルドステロン系の調節機能の破綻などが原因と考えられます。

しかし、透析導入により体液コントロールが可能になるため、また残存腎機能がさらに低下していくため昇圧ホルモンが分泌不全になり、血圧は保存期よりコントロールされやすくなってきます。実際に、透析導入により複数の降圧薬を内服していた患者も、減量や中止になることは珍しいことではありません。では、安定していた血圧が次第に高くなってくるのはどのような場合でしょうか。

不適切なDW

低血圧の場合と同様に、最初に考えなければならないことはDWが適切かどうかです。過去に適切であったDWも、その後患者が痩せてしまえば実体重が減り、DWがオーバーしていることになります。風邪をこじらせた程度でも、もともと栄養状態の不良な高齢者では痩せてしまい、DWを下げなければならないこともあります。浮腫や胸腹水の貯留あるいは心不全をいきなり呈することもありますが、通常はその前段階として「最近血圧が高くなってきた」ととらえられることが多いものです。したがって、ケース1（p.136）で述べたようにDWを見直し、過大の可能性があればまずDWを減少させます。

服薬アドヒアランス

すでに降圧薬を使用している場合では、内服状況の確認が必要です。勝手な思い込みや間違った理解で自己中断や減量をしているかもしれません。

表1 維持透析患者の安定していた血圧が高くなるおもな原因

1. 不適切なDW（痩せて実体重がDWより小さくなった）
2. 降圧薬の服薬アドヒアランス不良
3. 食生活の変化（塩分、水分過剰摂取）
4. 日常生活・環境の変化（ストレス）
5. 不眠。睡眠時無呼吸症候群の合併
6. ESAによる貧血の改善
7. 二次性高血圧を呈する疾患の合併

食事や生活環境

食事の面では、塩分や水分の摂り過ぎによる体液量の増加で血圧が高くなっている可能性もあります。外食やコンビニ弁当が多くなるなど、生活の変化がないかの確認も必要です。

また、仕事や家庭環境の変化などに関連して生じたストレスや不眠も高血圧の一因になります。さらに、睡眠時無呼吸症候群が透析患者に多いことが判明していますが、その場合も高血圧を呈します。睡眠不足では交感神経が亢進して心拍数と血圧が上昇します。

二次性高血圧

このほか、貧血の改善に伴い血圧が上昇することがあります。これは、貧血による末梢血管の拡張がなくなるためで、赤血球造血刺激因子製剤（ESA）による高血圧の主因と考えられています。もしESAによる血圧上昇が考えられれば、減量や中止を試みます。

透析とは関係なく、内分泌疾患など二次性の高血圧の除外も検討します。

これらをまとめると表1のようになります。

ぴったりな透析を考えよう

DWを下げる必要がある場合は、先の低血圧に対する場合とは逆に、時間当たりの除水量を大きくしなくてはなりません。DW過多の場合は、除水量が多くても血圧低下を起こしにくいものですが、DWへ近づいてくれば血圧は低下しやすくなります。DWの下げ幅は体重の1％以下として、徐々に下げるなど慎重に対応すべきです。ガイドラインに明記されているように、DWに達するまでに4～12週間のタイムラグがあるともいわれています[1]。高血圧の程度にもよりますが、急がずに経過をみる必要があります。

DWを下げていっても高血圧が続けば、降圧薬の追加や変更の見直しをします。

> **これですっきり！わかるPOINT　Bさんの経過**
>
> 降圧薬は指示通りきちんと内服できています。体重増加も5％以内で大きな変わりはありません。むくみはまったくみられませんが、CTRは経過からみると2、3％高くなっています。ANPは77pg/mLとそれほど高い数値ではありませんが、過去に38という値もありました。
>
> まずは、DWを300g下げてみました。しかし血圧にあまり変化はなく、透析後に下肢つりが出現しました。本人の希望もふまえて、以前内服していた降圧薬を1剤追加としました。その後、血圧は全体的に下がり傾向となってきています。

引用文献
1）血液透析患者における心血管合併症の評価と治療に関するガイドライン．透析会誌．44（5），2011，337-425．

3 ケース3
貧血が進行する症例

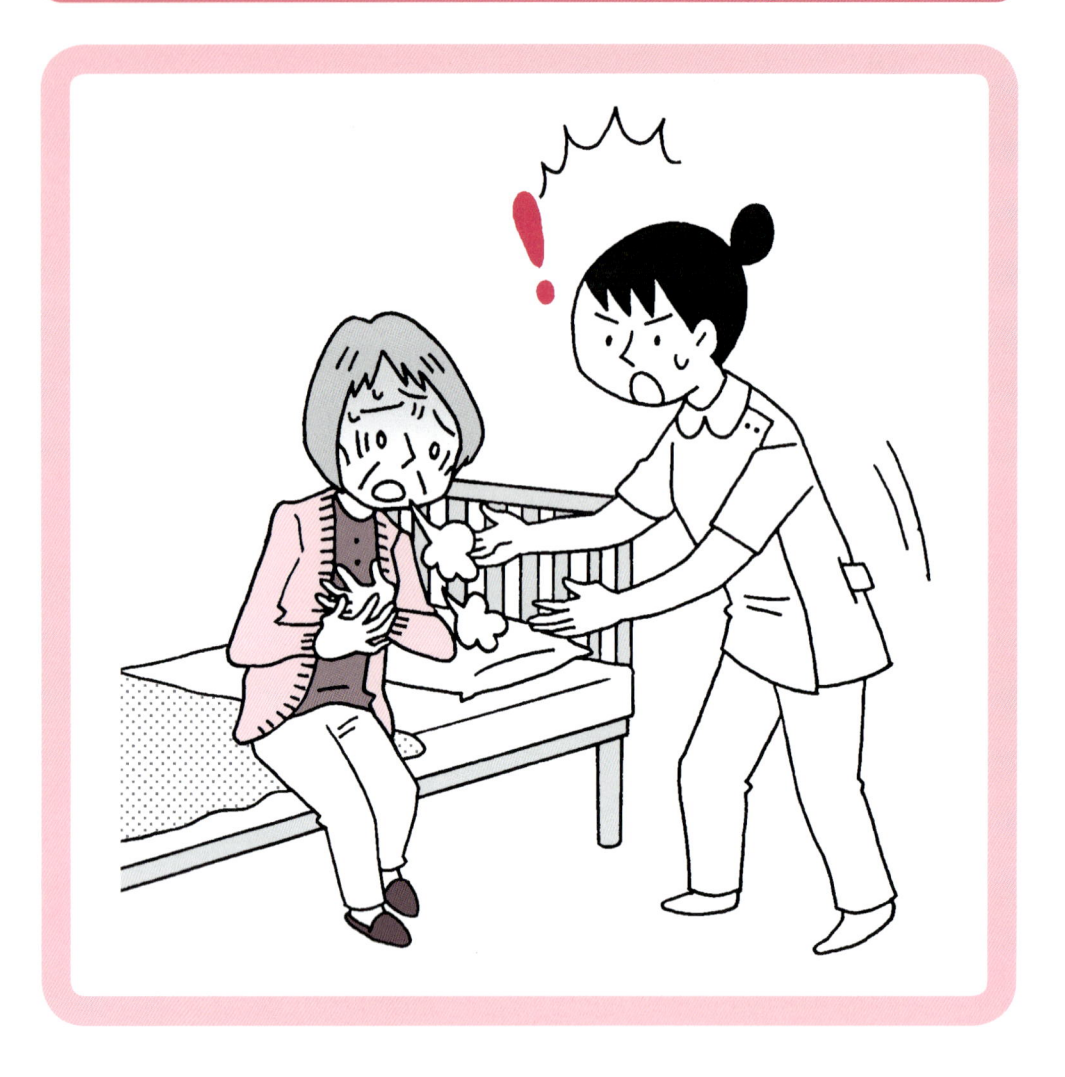

症例解説

Cさん、70歳代、女性。
原疾患は腎硬化症疑い。透析歴10年。
身長161cm、体重37.8kg。
既往歴：50歳ごろより高血圧指摘。60歳ごろよりゆっくり腎機能低下。
透析前基本血液検査値：Hb8.9g/dL、TP6.4g/dL、Alb3.6g/dL、BUN70mg/dL、Cr8.84mg/dL
関連検査：TSAT28%、フェリチン96ng/mL、副甲状腺ホルモン（iPTH）143pg/mL、β_2M26.7mg/dL、Kt/V1.58、透析後CTR48%
透析条件：1回4時間、週3回。QD500mL/min、QB200mL/min、ダイアライザNV16S

問題経過

これまでESAには比較的反応が良く、中等量の使用でHbは10g/dL台が保たれていました。しかし、2カ月ほど前からHbが9g/dL台、8g/dL台と貧血が進行し始め、ESAを増量しても改善してきません。貧血進行以外に特記すべき変化はありません。

解説

透析患者の貧血

貧血の診断は難しいものではありませんが、その原因は多岐にわたり、原因検索が重要になります。貧血の検査は定型的で透析患者も同じですが、貧血そのものにいくつかの特徴があります。

● 腎性貧血

第一にほとんどの患者に腎性貧血があることです。腎性貧血とは、腎臓から分泌される造血ホルモンであるエリスロポエチンが、腎機能障害に伴って分泌されなくなることによって生じる貧血です。これを治療するために人工的に合成されたエリスロポエチンであるESAを投与します。透析医学会の調査によると、透析患者の80％がESAを使用しています。

● 鉄欠乏性貧血

第二に、透析患者はダイアライザ内残血、定期採血、ESA治療に伴う造血亢進などからくる持続的な鉄消費により、鉄欠乏性貧血を高率に合併します。したがって、定期的に鉄剤の投与を要します。

このように、基礎に貧血があり常態的に治療されていること、また腎不全という病態から感染症や消化管出血など貧血を助長する合併症を伴いやすいことなどから、貧血が悪化しやすい背景があります。

原因検索

貧血になるには赤血球の、産生低下（造血障害、"作られない"）、破壊の亢進（溶血、"壊される"）、消失（出血、"失う"）の3つの機序しかなく、その成因別に考えていくか、平均赤血球容積（MCV）を用いた赤血球の大きさから検索していく方法があります。

貧血の鑑別診断のための検査はいろいろありますが、症状、身体所見、経過

表1 貧血の鑑別診断に有用な検査項目

1. 血算
2. 網赤血球数
3. 鉄代謝指標（Fe、UIBC、TSAT、フェリチン）
4. 便潜血
5. 生化学検査、CRP、蛋白分画
6. ビタミンB_{12}、葉酸、亜鉛、銅
7. クームステスト、ハプトグロビン
8. 甲状腺機能（TSH）、副甲状腺機能（PTH）
9. 血中アルミニウム濃度
10. 骨髄検査

から疑わしいものに対して、表1に示す項目を順次調べて行きます。

● **鉄欠乏の確認**

まずは鉄欠乏がないか確認し、あれば鉄剤投与を行います。胃切除の既往のある患者や長期経口摂取不良な患者では、造血に不可欠なビタミンであるビタミンB_{12}や葉酸の欠乏が原因で血が"作られない"こともありますので、それらの測定や投与も検討します。

● **消化器疾患**

消化器症状があれば上部・下部内視鏡で器質的疾患の有無を調べます。無症状でも便潜血が陽性ならば必ず実施すべきです。胃や腸の病変から持続的に出血している可能性があるからです。疑う疾患が不明であれば、スクリーニング目的に腹部CTなども行います。

● **感染症**

慢性的な感染症があっても貧血は進行します。慢性的な炎症が造血を阻害するからです。したがって感染症が潜んでいないかの検査も必要です。それらが否定されれば、骨髄異形成症候群など骨髄が原因で"血液が作られない疾患"を除外する目的で血液内科にコンサルトします。

ぴったりな透析を考えよう

ESAを最大限に投与し、必要であれば鉄剤の補充をし、それでも貧血が進行し、上記各種検査で原因が見つからなければ、透析そのものにも目を向けます。

透析量の評価

今日の透析医療ではなかなか透析不足は生じませんが、尿毒症は造血を阻害することから腎性貧血の一因でもあります。したがって、何らかの原因で透析

量が少なくなっていないかの確認が重要です。Kt/Vや栄養状態の指標を見直し、ダイアライザの変更や血流量、透析時間を再評価し、不足しているようなら透析量を多くします。

抗凝固薬や透析条件の変更

出血性の病変が疑われる場合は、原因検索の一方で抗凝固薬の変更が必要です。出血を促進してしまうからです。ヘパリンならば低分子ヘパリンに変更します。明らかな出血を認めている状態での透析であれば、ナファモスタットメシル酸塩を使用します。

また、貧血の進行により血圧低下など血行動態が不安定な場合は、除水を控えめにしたり透析時間を一時的に短縮したりすることも避けられません。

輸　血

輸血は診断や治療の面からも可能な限り避けるべき手段ですが、行うのであれば、透析中にできるだけ投与します。これは、負荷される容量と血液製剤に含まれるカリウムを少しでも除去するためです。輸血にはアレルギーを伴う副作用がありますから、投与中は普段より頻回の観察が必要です。

これですっきり！わかるPOINT　Cさんの経過

血液検査上、鉄欠乏はなさそうです。ESAを最大量まで増量してみましたが、改善はありません。表1の検査も行いましたが異常値はみられず、2回行った便潜血検査で1度陽性になったのみです。また、腹部CTでは腎臓に嚢胞が認められていますが、今回出血や悪性を疑わせる変化はありませんでした。感染症を疑わせる所見も症状もありません。

とくに胃症状はありませんが、上部内視鏡を行ったところ、出血していないもののangiodysplasia（血管の異形成）が認められました。また、下部内視鏡では大腸ポリープが2個認められましたが、生検では悪性像はなく、1年後再検査となりました。慎重に経過観察したところ、翌月からHbがゆっくり戻ってきました。これは一時期、胃のangiodysplasiaから少量の出血が続いたことが原因と想定しました。

これを機に内服薬に制酸薬が追加され、抗凝固薬も低分子ヘパリンとなっています。

4 ケース4
強いかゆみを訴える症例

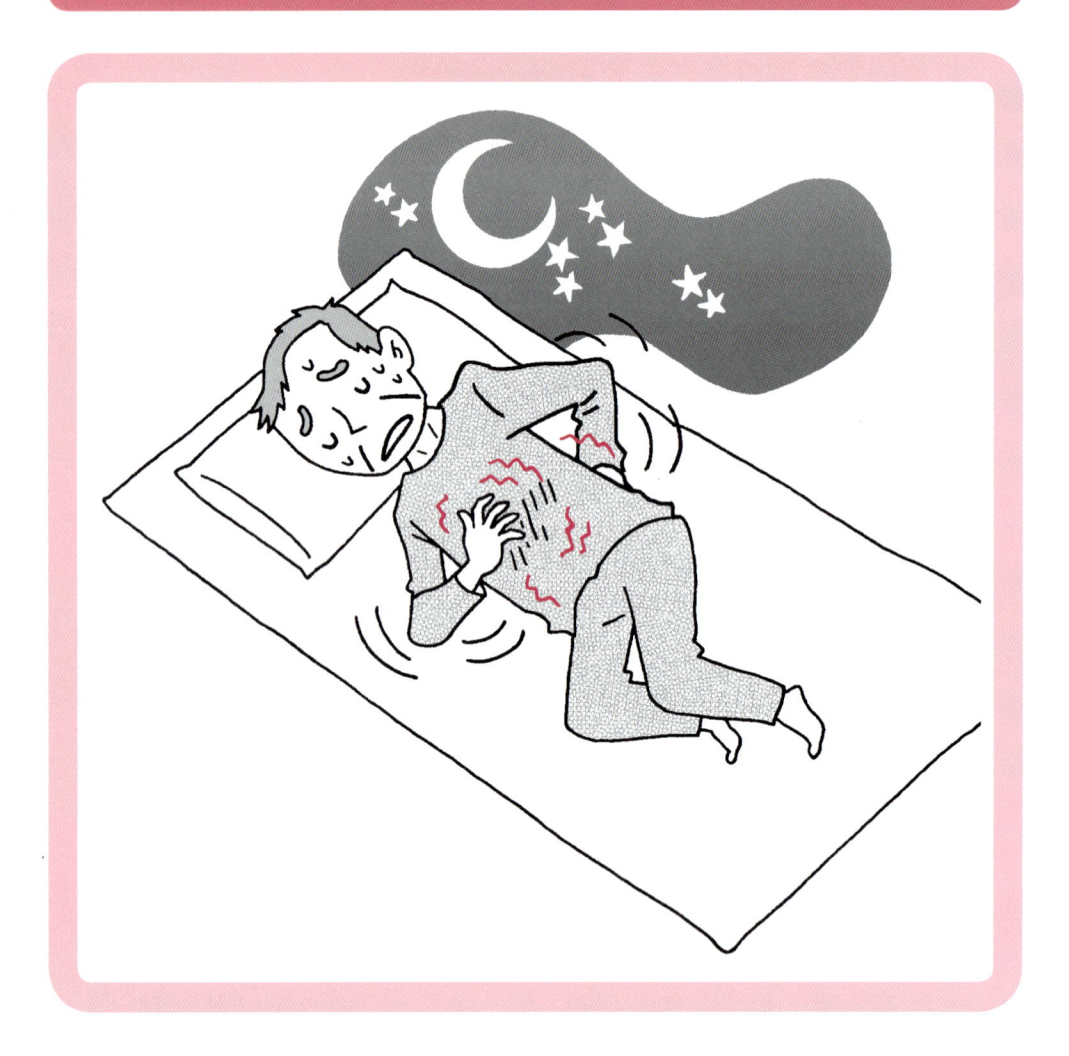

症例解説

Dさん、60歳代、男性。
原疾患は腎硬化症疑い。透析歴3年。
身長154cm、体重51.4kg。
既往歴：健康診断の既往はなく、63歳で感冒で受診時、高血圧と腎機能障害を指摘された。
透析前血液検査値：Hb10.7g/dL、TP6.6g/dL、Alb3.7g/dL、BUN73mg/dL、Cr13.5mg/dL、Ca9.3mg/dL、P5.9mg/dL
関連検査：iPTH189ng/mL、β_2M21.3mg/dL、Kt/V1.42
定期薬：活性型ビタミンD薬、リン吸着薬、抗アレルギー薬
透析条件：1回4時間、週3回。QD500mL/min、QB220mL/min、ダイアライザBG-1.6PQ

問題経過

透析導入前から全身にかゆみを感じていましたが、透析導入となりしばらくは軽減していました。しかし1年ほどしてから再発し、最近は夜も眠れないほどかゆいこともあります。体幹を中心に限局性はなく、発疹などもみられていません。

解説

透析患者の皮膚瘙痒症

透析患者の合併症のなかで、いまだ解決されていない問題の一つです。多くの調査報告がありますが、いずれも半数以上と高頻度にかゆみがあることが確認されており、患者自身があきらめていて訴えずにいるだけで、実際は我慢しているという場合が少なくないと思われます。

一番の問題は日常のQOLを大きく低下させることで、睡眠障害や抑うつ傾向の原因にもなります。また、かゆみの強い患者は生存率が低いという報告もあり、真剣に対応すべき問題といえます。

通常、発疹などの皮膚病変を伴うことはなく、かゆみは全身に認めますが、シャント肢や頭部など限局する場合もあります。

加齢に伴い皮膚そのものが老化するのは当然であり、いわゆる潤いはなくなり乾燥気味になります。透析患者の場合、汗腺の萎縮や透析による水分除去でいっそう助長されます。そんな背景の下、尿毒性物質の蓄積、透析機器との血液の接触によるアレルギー反応、内因性オピオイドの関与、未確定の瘙痒起因物質の存在、二次性副甲状腺機能亢進症、カルシウム・リン異常など多くの因子が関与すると考えられています。

かゆみ対策

● **スキンケアと外用薬**

スキンケアが第一で、清潔にすることと保湿を図ることが基本になります。皮膚の乾燥はかゆみ刺激の閾値を低下させるからです。

保湿剤としては市販のローションやクリーム、処方するなら白色ワセリン、尿素軟膏などが有効です。かゆいがためについ掻いてしまい、それが原因で慢性湿疹化することもあり、その場合はステロイド含有薬が必要となります。ス

テロイド外用薬は、重症度により強弱を使い分ける必要があるためできれば皮膚科を受診し、同時に脂漏性湿疹や真菌症など鑑別すべき疾患の除外をしっかり行い、病状に合わせた塗り薬を用います。

● 内服薬の服用

内服薬は各種抗ヒスタミン薬、アレルギー薬が用いられますが、副作用として眠気を起こすものが多く、転倒などしないように注意が必要です。

2009（平成21）年より、κオピオイド受容体作動薬（レミッチ®）が透析患者の皮膚瘙痒症に限定適応薬として発売されました。これは新しい作用機序をもっており、従来の薬で改善しなかった患者にも有効性があり、試みる価値があります。

ぴったりな透析を考えよう

透析の見直し

かゆみは、血液透析だけでなく腹膜透析でも出現し、腎移植後は消失するため、尿毒症自体が原因の一つであることは間違いありません。しかし、かゆみの原因となる除去すべき物質はいまだ同定されていません。このため、かゆみ原因物質に狙いを定めた特別な血液浄化法はありません。

しかしながら、少なくとも十分な透析は必要です。実際、長時間透析ではかゆみの頻度が少ないといわれています。単純なことですが、透析液温度を下げると軽減されることもあります。人工物であるダイアライザ内を血液が通過することが瘙痒の原因となっている可能性も考えられますので、生体適合性の面からダイアライザを検討します。

しかし、現在一般に使われているダイアライザで、明確に瘙痒の原因になるとされるものはありません。透析アミロイドーシスの原因物質である$\beta_2 M$は瘙痒にも関連します。$\beta_2 M$の値が低いほど瘙痒症の発現が少ないことが報告されています。したがって、ダイアライザの$\beta_2 M$除去性能を検討する必要があります。

その意味では、薬物治療が無効で、症状が強い場合はHDFも有効と考えられます。ただしこの場合、透析液の清浄化に注意すべきです。透析液中のエンドトキシン濃度が高い場合、高性能膜やオンラインHDFによって生じる透析液の逆濾過に伴って体内にエンドトキシンが入り、瘙痒の原因になる可能性が

あるからです。

カルシウム・リンのコントロール

その他、カルシウム、リンおよびマグネシウムなどの二価イオン濃度の上昇と皮膚瘙痒症には関連があるとされており、これらを適切にコントロールすべきです。また高PTHも同じく原因の一つと考えられ、二次性副甲状腺機能亢進症の治療も重要です。一般に副甲状腺摘除術（PTx）後にかゆみは軽減されます。

内服薬の見直し

また薬剤によるかゆみもありえるので、利尿薬や尿酸低下薬など慢性的に投与されやすい薬も可能であれば中止してみます。

これですっきり！わかるPOINT　Dさんの経過

電解質やPTHの値に問題はありませんでした。生活環境は老夫婦の二人暮らしで、配偶者は介護を要し、ご自身の面倒をみてくれる家族はおらず、自分のことまで手が回らない状況でした。

まずは、清潔にして保湿クリームなどを毎日使うようスキンケアの指導をしました。ダイアライザはアルブミンの排泄のよいものに変更する一方、レミッチ®の内服をはじめ、現在必ずしも必要ではないと考えられる利尿薬、脂質異常症治療薬、尿酸降下薬など定期的に服用していた薬を大幅に中止しました。どれが有効か断定できませんが、かゆみは徐々に薄れてきています。

5 ケース5
下肢のだるさ、イライラ・不快感を訴える症例

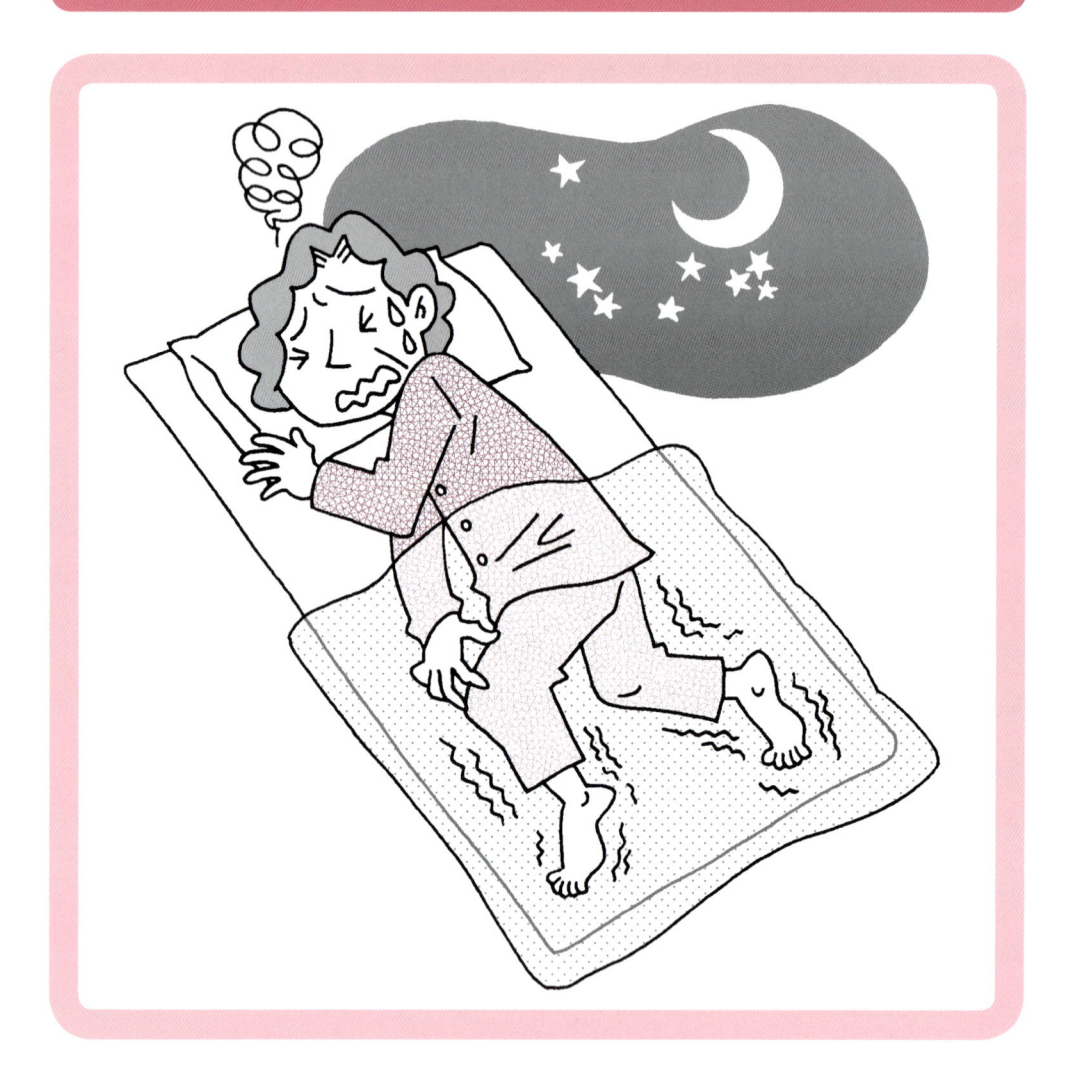

症例解説

Eさん、60歳代、女性。
原疾患は慢性腎炎の疑い。透析歴2年。
身長156cm、体重44kg。
既往歴：30歳で第1子出産時蛋白尿指摘。50歳代後半より腎機能障害出現。
透析前血液検査値：Hb10.2g/dL、TP6.9g/dL、Alb4.0g/dL、BUN58mg/dL、Cr11.0mg/dL、Ca9.3mg/dL、P5.4mg/dL
関連検査：iPTH119pg/mL、β_2M18.2mg/dL、Kt/V1.73
関連内服薬：睡眠導入薬
透析条件：1回4時間、週3回。QD500mL/min、QB200mL/min、ダイアライザRENAK PS1.6

問題経過

たまに下肢のだるさを感じることはありましたが、次第に増強し、置き場のないほどになってきました。とくに夜間に強く、最近ではそのために眠れなくなってきました。足を動かすことによって一過性に改善します。

解説

透析患者の末梢神経障害

一般に左右対称性に、おもに下肢の知覚異常や知覚低下として出現することが多く、初発症状はレストレスレッグス症候群（restless legs syndrome：RLS）と呼ばれます。これは透析中や就寝時あるいは中途覚醒時に、両下肢にムズムズ感やイライラ感を主体とした不快感が出現するもので、そのためにじっとしていることができなくなります。安静や静止時に出現・増悪し、下肢を運動させることで軽減するため、患者は落ち着きなく足を動かす動作を繰り返します。

発症経過は緩徐ですが、進行すれば就寝中でも起き上がってベッドの周りを動き回ったり、透析中はベッドから降りて足踏みしたりするほどになります。

透析患者におけるRLSの発症頻度は、諸外国では15〜40％とされ、わが国でも20％前後といわれています。通常、睡眠障害を伴うことが多く、不眠がさらに症状を増強させ悪循環に陥ります。なかには症状が軽く推移する非定型的な場合もありますが、最終的には運動神経障害が加わり、支配筋の筋力低下や筋萎縮を認めるようになります。しかし、今日の透析医療の進歩した状況下では、そこまで悪化した症例をみることはなくなりました。

腎移植で消失することから、その原因には、中分子量物質などの尿毒症性物質の関与が推定されていますが、いまだに一定の見解は得られていません。男性に多いのですが、その理由も不明で、腎不全の程度や罹病期間、透析歴と必ずしも相関していません。

診　断

検査所見としては特有の血液検査や画像診断はなく、問診と末梢神経伝導速度などの電気生理学的検査が中心となります。身体所見では、触覚、痛覚、振動覚、位置覚の低下、深部腱反射の減弱や消失がみられ、これらは早期から出現します。

RLSは透析患者に特異的なものではなく、鉄欠乏性貧血、ビタミン欠乏症などの代謝性疾患、感染症、薬剤（ドパミン阻害薬、抗うつ薬、抗ヒスタミン薬）などでもみられ、また糖尿病性腎症を原疾患とする透析患者では、糖尿病性神経症を合併するため、これらによるしびれや感覚障害も発症している可能性が高く、その鑑別は困難です。

治療

　病因が解明されておらず、確立した治療法はありません。通常、ビタミンB_{12}、クロナゼパム、ドパミン作動薬などが使用されますが、最近ではパーキンソン病治療薬のプラミペキソール（ビ・シフロール®）、ロチゴチン（ニュープロ®パッチ）や抗てんかん薬のガバペンチン（レグナイト®）がRLSに保険適用となりました。有効性は従来の薬より高いものの、透析患者での安全性は確認されておらず、慎重に投与しなければなりません。

ぴったりな透析を考えよう

　十分な透析を行うことが基本であり、透析不足がないかまず確認します。透析時間の延長や透析膜を大きくしたり、QBを上げたりしてみます。透析膜自体も高性能膜へ変更し、可能であればHDFも試みるべきです。腎移植が理想であり、移植早期に急速に改善し、6カ月以内にほぼ消失するとされます。副甲状腺ホルモンが末梢神経障害を引き起こす可能性も示唆されており、副甲状腺摘出術により症状が改善する場合もあります。

これですっきり！わかるPOINT　Eさんの経過

　鉄不足や透析不足を示唆するものはなく、いくつかの薬剤を投与しました。当初は楽になったという発言もありますが、効果は長く続きません。透析量を増やしてみましたが変わりないため、HDFを試みました。QB200mL/min、QD500mL/minの前希釈で40Lの置換をしました。すると、急速に症状は改善消失し、著効しました。
　その後、事情があって一時他院へ入院し、その間は通常の透析となり帰院時には再発していましたが、もう一度HDFに変更すると、やはり症状は消失に至りました。

6 ケース6
骨関節痛が強い症例

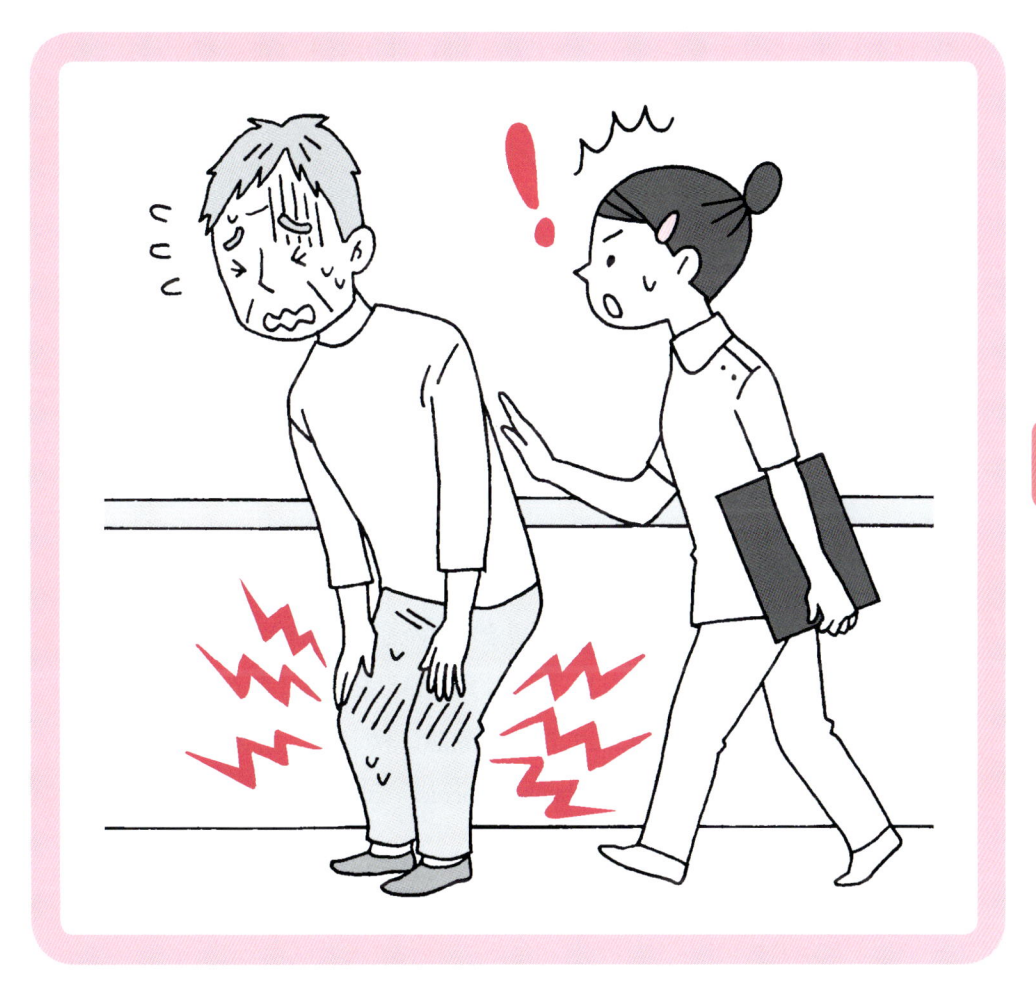

症例解説

Fさん、70歳代、男性。
原疾患は慢性腎炎。透析歴20年。
身長162cm、体重51.3kg。
既往歴：20歳代から蛋白尿、40歳代から高血圧と腎機能障害出現。10年、9年、3年前に手根管症候群（carpal tunnel syndrome：CTS）の手術。8年前にPTx。
透析前基本血液検査値：Hb10.8g/dL、TP6.2g/dL、Alb3.1g/dL、BUN48mg/dL、Cr11.9mg/dL、Ca8.7mg/dL、P4.0mg/dL
関連検査：iPTH253pg/mL、β_2M29.8mg/dL、Kt/V1.54
関連内服薬：活性型ビタミンD薬、リン吸着薬
透析条件：1回4.5時間、週3回。QD500mL/min、QB220mL/min、ダイアライザAPS-18EA

問題経過

透析歴が10年を過ぎたころから手のしびれが出現しCTSと診断され、これまで3回の手術を受けました。最近では、両下肢のしびれと痛みが出現するようになり、X線とMRIから腰椎の破壊性脊椎関節症の診断を受け、症状改善のため手術を勧められています。

解説

透析患者の骨関節症

透析患者では骨関節痛を日常的に有し、治療に難渋することが多く、日常生活動作（ADL）低下や生活の質（QOL）を損なう大きな要因になります。それらの原因は表1のように多岐にわたります。

透析とは直接関係のないものとして、骨粗鬆症による腰椎圧迫骨折などの病的骨折、加齢に伴う変形性関節症、痛風、偽痛風、感染性関節炎など、透析患者ということにとらわれず診断治療を要するものも多々あります。

腎不全に関連するものとしては、腎性骨異栄養症を主体に考えられていましたが、現在は生命予後をふまえて慢性腎臓病に伴う骨ミネラル代謝異常症（chronic kidney disease-mineral bone disorder：CKD-MBD）という概念が

表1 透析患者の骨関節痛をきたす主な疾患

Ⅰ．腎不全に起因するもの
1. CKD-MBD
   線維性骨炎（二次性副甲状腺機能亢進症）、無形性骨（PTHの作用低下）、骨軟化症、それらの混合型
2. 透析アミロイド骨関節症
   関節炎、滑膜炎、関節包炎、関節嚢腫、手根管症候群、弾発指（ばね指）、破壊性脊椎関節症、腸恥骨滑液包炎、骨嚢胞
3. 異所性石灰化
4. 腱断裂
5. 骨折、脆弱性骨折、病的骨折

Ⅱ．腎不全とは必ずしも関連しないもの
1. 骨粗鬆症
2. 脊柱管狭窄症
3. 変形性関節症
4. 痛風・結晶性関節炎
5. 関節リウマチ・膠原病
6. 悪性腫瘍・がん転移など
7. 感染性関節炎
8. 関節内障、関節血腫

生まれ、その1つとしてとらえられるようになりました。

ここでは、透析医療と関連の深いアミロイド骨関節症を取り上げます。

アミロイド骨関節症

●症　状

透析患者では透析アミロイドーシスの関連する骨関節症が、透析歴の長期化に伴い高頻度にみられます。代表的なCTSは10年以上の透析歴の患者に発症することが多く、透析歴20年では50％以上の合併率とされます。

組織に沈着したアミロイド線維周囲に惹起された炎症によってさまざまな病変が生じると考えられますが、その進展機序はまだわかっていません。病像はアミロイドの沈着部位により多彩となりますが、一般に、長時間の安静後に症状が増強することが特徴とされ、透析中や夜間に多く、座位や立ち上がりで軽快する傾向があります。

関節炎は手指・手関節、肩関節などに高頻度にみられ、固く腫脹し関節可動域制限と疼痛をきたします。骨へのアミロイド沈着と骨破壊は骨嚢腫をきたし、病的骨折の原因となります。生命にもかかわるものとして破壊性脊椎関節症があります。これは頸椎に多いのですが腰椎にもみられ、椎体や椎間板の破壊を主病変とし、加齢や運動ストレスにより進行します。

●治　療

鎮痛薬で対処しますが、局所の保温、ヒアルロン酸ナトリウムの関節内注入や温熱療法、理学療法などで緩和できる場合もあり、整形外科やペインクリニックなどとの連携も有用です。

内科的治療で管理できない症例は外科的治療となります。CTSでの横手根靱帯切除や肩関節症での肩峰下滑液包滑膜切除術など内視鏡手術によって、身体への侵襲なく症状の改善が期待できます。

透析治療の受容状況や心理的要因、不安や抑うつ、生活環境などが痛みに影響することもあり、精神的ケアも重要です。

ぴったりな透析を考えよう

透析膜の変更

アミロイド沈着と変性が主因であるものの、アミロイドの主要構成蛋白であるβ_2Mの血中のアミロイド値と発症の関連はありません。しかし、透析による

除去量を増加させて体内蓄積を減らすことが第一の予防にもなります。そのためには透析療法の工夫が必要です。まずは、$β_2$Mの除去能の高い透析膜に変更します。

HDFへの変更

透析方法をHDFに変えれば$β_2$M除去に有効であるばかりでなく、サイトカインの吸着によると考えられる骨関節痛の改善効果が得られる場合もあり、疼痛対策にもなります。また透析治療材料の生体適合性、とくに透析液の浄化、パイロジェン除去はアミロイドーシス抑制の効果が報告されています。

吸着カラムの併用

保険適用上、組織でのアミロイド沈着の証明が必要ですが、リクセル®という吸着カラム使用により、その除去と長期的な臨床効果が確認されています。これには貧血進行や血圧低下の副作用があり、注意が必要です。

これですっきり！わかるPOINT　Fさんの経過

すでに、ダイアライザを$β_2$Mの除去性能のよい5型へ変更したり、リクセル®を使用したりしているにもかかわらず、症状は悪化しており、腰椎の椎体圧迫除去手術を受けることを決心しました。

手術は無事終了し、3カ月後の現在、まだしびれは少し残りますが、痛みは大きく軽減しています。

7 ケース7
透析が始まると頭痛が起きる症例

症例解説

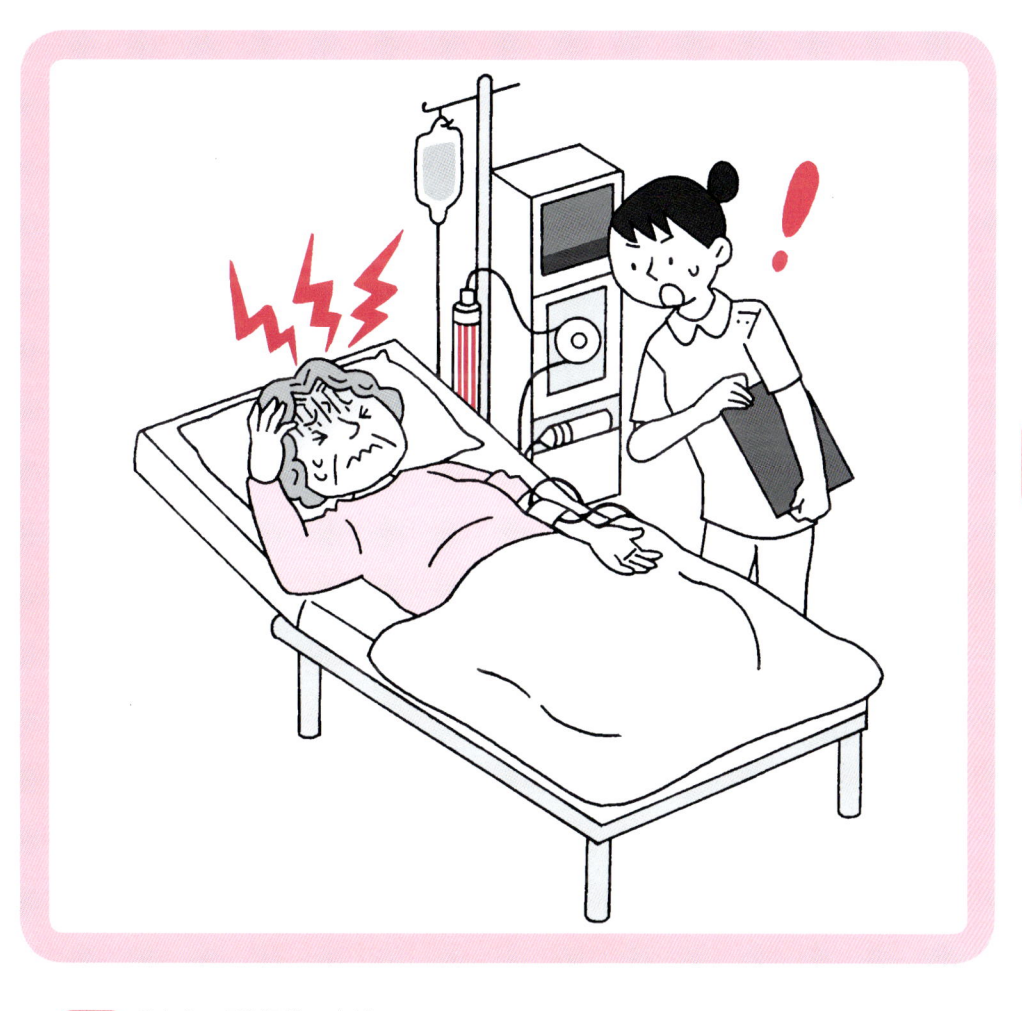

Gさん、70歳代、女性。
原疾患は糖尿病性腎症。透析歴5年。
身長150cm、DW61.3kg。
既往歴：50歳代前半より糖尿病と高血圧を指摘された。3年前に脳梗塞を発症したが、後遺症はない。
透析前基本血液検査値：Hb11.4g/dL、TP6.8g/dL、Alb2.9g/dL、BUN49mg/dL、Cr9.26mg/dL
関連検査：透析前血糖187mg/dL、HbA1c7.0%、グリコアルブミン22.7%、Kt/V1.47、透析後ANP48pg/mL、透析後CTR50%
関連内服薬：非ステロイド系消炎鎮痛薬
透析条件：1回4時間、週3回。QD500mL/min、QB180mL/min、ダイアライザFB170Pβeco

問題経過

透析が終わると頭が痛いことがたまにあったが、最近はその頻度が増してきました。頭痛は鎮痛薬により軽減しますが、内服しないと夕方まで続きます。めまいや嘔気など、他の症状はとくにありません。

解説

透析患者の頭痛

●一次性頭痛と二次性頭痛

一般に頭痛は誰にでもよくみられる症状で、感冒時あるいは寝不足や目の疲れなど疾患に関係ない場合も少なくありません。

通常、頭痛は一次性と二次性に分類され、一次性頭痛とは片頭痛や筋緊張性頭痛などの機能性のもので、慢性に反復性にみられます。二次性頭痛とは頭蓋内外の器質的疾患によるもの、あるいは全身性疾患や薬物などに関連して生じるものをいいます。その意味では、透析に関連して生じる頭痛は二次性のものといえます。

●注意すべき頭痛

頭痛で何より大事なことは、脳出血やくも膜下出血のような脳血管障害が疑われる場合で、その時は、たとえ中2日空いていてカリウムや体液過剰が心配でも、透析を始めずにCTやMRIなどの検査や緊急処置が可能な総合病院へ転送します。透析中に発症した場合は、すぐに透析を終了します。

緊急疾患を疑わせるポイントは、初発の頭痛、突然の頭痛、経験のない強度の頭痛で、いつもと違う様子や嘔吐、意識障害がみられれば間違いありません。このほか、脳髄膜炎などが非定型的に発症する場合もあります。

頭痛の原因疾患は多岐にわたりますので、ここでは透析に関連したものを解説します。どのようなものがあるか、その原因を表1にまとめます。

不均衡症候群

●不均衡症候群とは

血液透析では、毒素は第一に血液から除去されます。そして、毒素が除去されてきれいになった血液が体中を巡ることで、体中から毒素が除去さ

表1 透析患者の頭痛の原因

1. 不均衡症候群
2. 高血圧
3. 骨関節疾患
4. 抑うつ状態
5. 透析関連器材、薬剤

れていきます。このため、透析による各種臓器からの毒素除去は、血液からの毒素除去よりも遅れて生じます（第1章の"飛行機降機タイムラグ・モデル"p.24を参照）。

　全身の臓器のなかでも、脳は毒素除去がもっとも遅れる臓器です。脳内に取り残された毒素と血液中の毒素濃度の差があまりに大きくなると、不均衡症候群と呼ばれる一連の症状（頭痛、嘔気・嘔吐、意識障害など）を引き起こします。狭義の不均衡症候群は、脳に関連した前述の症状のみを指しますが、もっと概念を広げて、透析で生じる倦怠感、疲労感、下肢つりなども不均衡症候群に含める考えもあります。

　なお、透析によって脳血流が減少することが、痛みの原因となっている可能性も指摘されています。

● 不均衡症候群の症状への対応

　不均衡症候群は、通常透析導入時期にみられ、長くても数カ月で消失します。透析中の毒素除去をゆっくり行うことで、不均衡症候群の原因である血液と体内臓器の毒素濃度格差を小さくできるためです。したがって不均衡症候群への対応としては、ダイアライザを小さくしたり、QBを減らしたり、透析時間を短くしたりすることなどが考えられます。場合によっては透析回数を増やします。

　透析中にD-マンニトールやグリセオール®を持続注入すると、これらに含まれるマンニトールやグリセリンなどの糖類が、透析で除去された毒素の代わりに血液中で浸透圧を発生させるので、脳細胞内と血液の間の浸透圧の差を小さくすることができます。この結果、不均衡症候群の症状を和らげることができます。

高血圧

　血圧上昇により必ずしも頭痛が出現するものではありませんが、頭痛を訴える際に血圧が高くなっていれば、原因への対応は必要です。DWが適切か再検討し、必要であれば降圧薬の増量を検討します。

骨関節疾患

　透析患者は変形性頸椎症や破壊性脊椎関節症を合併している場合があります。その場合、頸髄の神経根圧迫や各種靱帯の圧迫が発生し、筋緊張性頭痛を生じます。また各所に関節痛があれば、体位保持の際に肩や後頸部に過剰な負

担が生じ、やはり緊張性頭痛の誘因になることがあります。

抑うつ状態

　長期にわたる治療抵抗性の頭痛では精神的なものも疑う必要があり、専門医の診察を仰ぐべきです。この場合、透析に直接関係がなくても、頭痛が透析により生じたり増強したりすることもあります。

透析関連器材、薬剤

　生体適合性の面からダイアライザなどにその原因がないか検討しますが、今日の進歩した器材や、透析液水質による可能性はきわめて低いと思われます。定期的に内服している各種薬剤では、血管拡張作用がある硝酸薬やカルシウム拮抗薬のような降圧薬などは、ほかに疑うものがなければ一度中止も検討すべきです。

ぴったりな透析を考えよう

　「解説」(p.160) で述べたように、不均衡症候群が考えられる場合は、透析による血液浄化をゆっくり行う工夫が必要になります。透析開始により出現する場合でも、前記のように、いろいろな角度から原因検索することが重要です。

　すなわち安定した維持透析患者には、不均衡症候群は起こることはないという前提で検討すべきです。

これですっきり！わかるPOINT

Gさんの経過

　血圧は、降圧薬を内服しなくても140/80mmHg前後と安定していました。透析歴や透析効率からみて不均衡症候群を疑うものではありませんが、QBを下げたり、ダイアライザを小さいものに変更してみたりしました。しかし、頭痛に変化はありませんでした。

　神経内科を受診し、神経学的診察や頭部の形態的検査を受けましたが、陳旧性脳梗塞とラクナ梗塞を認めるのみでした。本人の了解のうえ心療内科の診察を受けたところ、軽度の抑うつ状態と診断され、精神安定剤の投与を受けたところ改善してきました。

確認テスト

問題

1 透析中の血圧低下に対して検討するポイントは？

2 高血圧に対して試みるべき対策は？

3 貧血の進行が認められます。まずどうしますか？

4 かゆみ治療の順番は？

5 下肢末梢にRLSと思われる症状が出現してきました。その対応は？

6 透析患者の関節痛でアミロイドーシスと除外すべき疾患は？

7 不均衡症候群が疑われたらどうしますか？

8 体重低下をきたす疾患は？

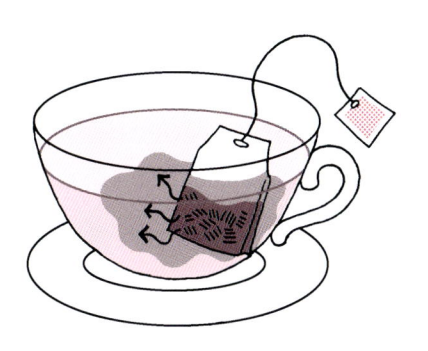

解答 A

❶ まず最初に検討すべきことはDWが適切かどうかの確認です。透析後のふらつきや下肢つりは起きていないか、最近食欲が増えて太ってきていないか、などの本人からの情報が参考になることもあります。客観的には、CTRは安定しているときよりも小さくなっていないか、その他、心エコーやインピーダンスなど参考になるデータを集めます。

ANPも参考にします。40〜60pg/mLが最適とされ、これより低値であれば、DWが実体重より小さい可能性があります。体重増加により除水量が増えたために、透析中の血圧低下が顕著になったと考えられる場合は、食事指導を繰り返し行います。降圧薬を内服している場合は、減量や中止も試みます。

総合的にみて明らかな問題がなければ、DWを上げて経過をみることになりますが、その場合は容量負荷による心不全発症につねに注意が必要です。

❷ 降圧薬を内服している患者の場合は、正しく内服しているか確認します。意外と自己調節していることも少なくありません。透析間の体重増加が多くなっていれば、塩分制限を含め注意してもらいます。それらに問題なければ、本ケースのようにDWの再検討をします。必ずしもDWが過大と結論できなくても、試しにDWを下げてみます。通常は200〜300g程度から下げ始めます。どのぐらいの期間でどのぐらい下げるかは、患者の症状や血圧の程度にもよりますが、透析中の血圧低下がみられるようなら、無理せずそのDWでしばらく経過観察とします。それでも高血圧が続けば、再度DWを下げるか降圧薬の増量や追加を行います。

❸ 急な進行であれば、次回の定期検査を待たずにまず再検します。それでも同様、もしくはさらに進行、すなわち急な進行ということであれば出血がもっとも疑われますので、吐下血を起こしていないか確認します。トイレットペーパーや下着に血が付かないか、便の色は黒くないかなど具体的に聞いてみます。

自・他覚的に出血が否定的でも、急な進行の場合は、消化管の内視鏡検査を含めて総合病院へ紹介受診してもらうなど、安易な経過観察は避けなければなりません。

慢性的な進行の場合は、表1（p.146）に挙げた各検査を行うことになりますが、まずは明らかな鉄欠乏があれば鉄剤の投与を行い、その後あるいは同時にESAを増量します。ESAは製品によっては投与量の保険上の上限に差異があり、種類を変える必要もあります。

❹ ①スキンケア、とくに保湿対策、②抗ヒスタミン薬などを含んだ塗り薬の使用、③抗ヒスタミン薬、抗アレルギー薬の内

服、④レミッチ®の投与、⑤1〜4と並行して、ダイアライザの変更や透析時間の延長など、⑥皮膚科受診。これは鑑別診断目的で早期受診しておくか、治療抵抗性として一度は皮膚科医の診断を仰ぐのがよいでしょう。

❺できれば神経内科を受診して末梢神経伝導速度の測定など検査を受け、他疾患はないか除外診断をしてもらいます。鉄欠乏やビタミン欠乏はないか、原因となる薬剤はないか確認します。透析量が増えるように、QB増加やダイアライザ膜面積を大きくし、5型のダイアライザも検討したり、可能であれば透析時間を延長します。

内服治療としては、ビタミンB_{12}（メチコバール®）やビタミンH（ビオチン®）などのビタミン剤やクロナゼパム（リボトリール®）を投与します。必要に応じて睡眠薬も併用します。それらが無効ならば、プラミペキソール（ビ・シフロール®）など前述の薬を少量から投与します。

❻加齢に伴う骨粗鬆症や膝などの変形性関節症は、透析患者でもよく認められます。下肢のしびれや痛みを呈する脊柱管狭窄症は、整形外科的疾患として診断・治療すべきです。偽痛風は比較的頻度が高く、関節リウマチも透析患者での発症はまれではありません。不明熱として感染性脊椎炎が発症している場合もあります。CKD-MBDや透析アミロイドーシスによる関節痛は除外診断になる場合もあり、骨関節症状が出現したら早めに整形外科を受診すべきです。

❼透析導入後の短期間に出現する場合が多く、その間は透析効率を下げるようにします。体重などに合わせて選ぶ膜面積よりも小さいダイアライザとし、QBも100mL/min近くまで落とします。透析導入後はまだ尿量が保たれやすく、除水量も少ないので、透析時間も3時間程度とします。

透析中の症状にはグリセオール®の持続注入が有効ですが、塩分負荷につながりますので、血圧上昇や口渇には注意が必要です。

❽経口摂取量が減少すれば、カロリー不足から体重減少へつながります。したがって、食欲不振を起こす病態はすべて体重低下をきたすことになり、それは口内炎や歯肉炎などをはじめ、あらゆる消化器疾患に可能性があります。

また消化器疾患以外では、中枢神経系疾患、代謝疾患、内分泌疾患なども挙げられます。とくに透析患者では、感染症や慢性心不全、そしてがんなどの悪性疾患に注意が必要です。

MEMO

第7章

理想の透析とは？
について考えよう

1 日本透析医学会調査による生命予後因子

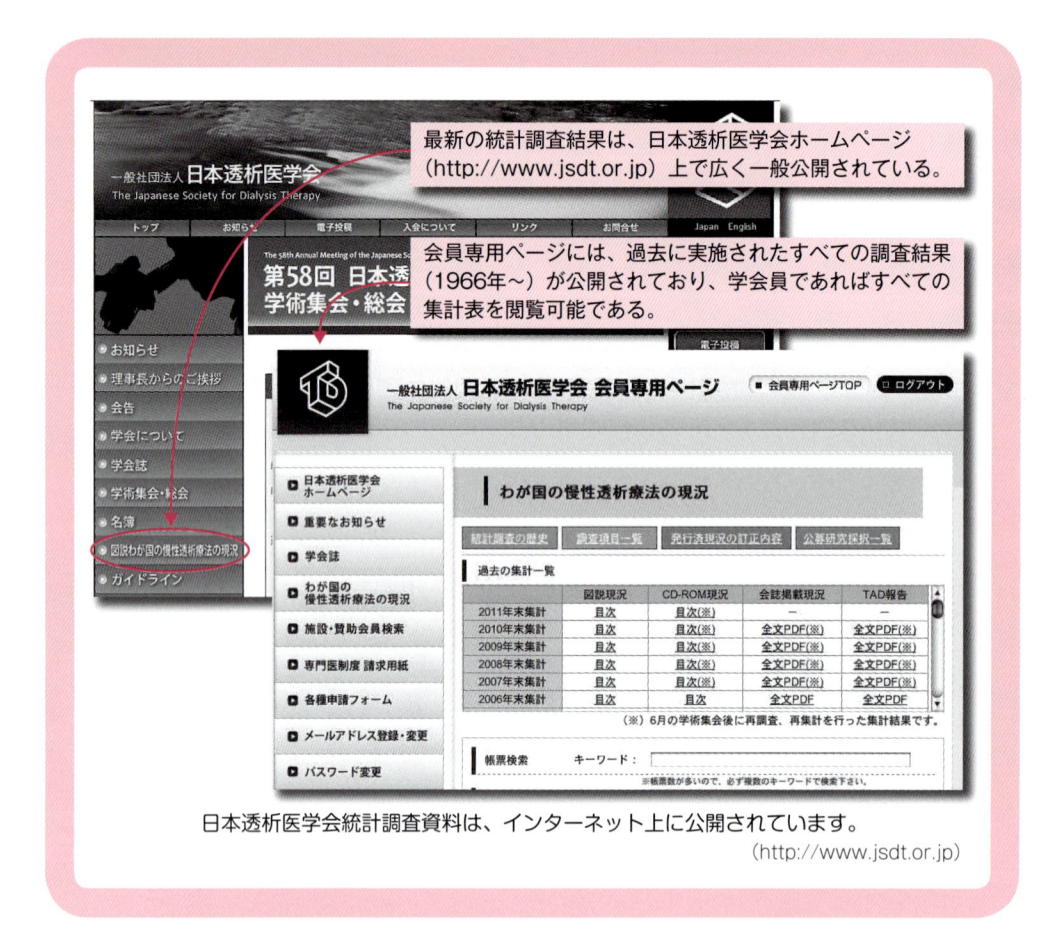

> 最新の統計調査結果は、日本透析医学会ホームページ（http://www.jsdt.or.jp）上で広く一般公開されている。

> 会員専用ページには、過去に実施されたすべての調査結果（1966年〜）が公開されており、学会員であればすべての集計表を閲覧可能である。

日本透析医学会統計調査資料は、インターネット上に公開されています。
（http://www.jsdt.or.jp）

日本透析医学会統計調査資料とは？

　日本透析医学会では、毎年末に全国の透析施設を対象に統計調査を行っています。この調査では、調査対象施設の全患者を電子的データベースに登録し、その予後を追跡しています。1990年代以降は、このデータベース資料に基づいて、個々の患者のさまざまな因子と生命予後との関係が解析されるようになりました。

　ここでは、おもにこの調査資料から得られた知見に基づいて、"理想の透析"について考えてみたいと思います。なお、以下では日本透析医学会調査を"学会調査"と記すことにします。

学会調査で明らかにされたおもな予後関連因子

現在までの学会調査から明らかにされた、おもな生命予後関連因子を表1にまとめました。

基礎的な因子

男性、高齢、糖尿病、そして透析歴の増大は死亡の危険因子です（表1）[1]。

透析処方関連因子

● Kt/V

本書内（第1章、p.18）で紹介したように、尿素の透析量の指標であるKt/Vでは、その値が1.8未満では値が低いほど死亡リスクが高くなります（表1）[2]。

一方、米国からは、1.8以上の非常に高いKt/Vで死亡リスクが増大する可能性が指摘されています[3]。しかしこの報告では、Kt/Vが高い患者のなかには、栄養不良のために体重減少をきたした患者が多く含まれていたことも指摘されています。栄養不良で体重が減ると、それに伴って体液量（V）も減るため、クリアランス（K）と透析時間（t）が変わらなくても、K×t÷VであるKt/Vの値は大きくなります。

米国で1.8以上の高いKt/Vの患者に高い死亡リスクが観察されたのは、栄養不良に陥った結果、体重が減り、見かけ上Kt/Vが大きく計算された患者の高い死亡リスクが影響したと考えられています[3]。

わが国の透析患者にも、米国と同様、栄養不良のために体重が減った結果、Kt/Vが大きく算定されている患者が含まれています。しかし、その割合は米国ほど多くはないようです。

2002年、米国のEknoyanらは、維持血液透析患者1,846人を対象に、Kt/Vと予後に関する介入研究（HEMO study）を行いました。対象の約半数の患者のKt/Vを、それまでの平均1.32から平均1.71へと意図的に引き上げ、Kt/Vを引き上げなかった残りの患者群と予後を比較したのです。しかし残念ながら、Kt/Vを引き上げても患者の生命予後は改善しませんでした[4]。

ただし、この研究では、おもに血流量を増やすことでKt/Vを大きくしています。本書内で記したように、血流量を増加させてKt/Vを増大させることには問題がある可能性があり、このために予後改善が得られなかったのかもしれません。

表1 日本透析医学会統計調査資料から明らかにされたおもな生命予後決定因子[1, 2, 8, 10-13, 16, 17]

予後決定因子	死亡リスクとなる領域や属性	文献番号
●基礎的患者背景		
性別	男性（女性に対して）	1)
年齢	年齢が高いほど	1)
腎不全原疾患	糖尿病（非糖尿病に対して）	1)
透析歴	透析歴が長いほど	1)
●透析処方関連因子		
Kt/V*	1.8未満で低いほど	2)
Kt*	47.7L未満で低いほど	2)
透析時間	1回5時間未満で短いほど	2)
透析前血清β$_2$M**濃度	高いほど	8)
β$_2$M**除去率	70%未満	8)
●栄養状態関連因子		
nPCR***	糖尿病：0.7g/kg/日未満で低いほど	1)
	非糖尿病：1.1/kg/日未満で低いほど	1)
%クレアチニン産生速度	低いほど	1)
透析前血清クレアチニン濃度	15mg/dL未満で低いほど	10)
血清アルブミン濃度	4.0g/dL未満で低いほど	1)
血清総コレステロール濃度	180mg/dL未満・240mg/dL以上	11)
Body Mass Index	24kg/m^{2}未満で低いほど	1)
●貧血関連因子		
透析前ヘマトクリット値	30%未満・33%以上	12)
●骨代謝関連因子		
透析前血清カルシウム濃度	10mg/dL以上で高いほど	13)
透析前血清リン濃度	5.0mg/dL以上で高いほど	13)
血清インタクトPTH濃度	180pg/mL以上	13)
●血圧関連因子		
透析前収縮期血圧	140mmHg未満	1)
透析前脈拍	70拍/min以上	17)
降圧薬	不使用（使用者に対して）	16)
体重減少率	透析後体重の3%未満・7%以上	8)
除水速度	0.3%/時間未満・1.2%/時間以上	1)
●電解質		
透析前血清ナトリウム濃度	140mEq/L未満	8)
透析後血清ナトリウム濃度	140mEq/L未満	8)
透析前血清カリウム濃度	4.0mEq/L未満・6.5mEq/L以上	8)
透析後血清カリウム濃度	3.5mEq/L未満・4.0mEq/L以上	8)
透析前血清クロール濃度	低いほど	8)
透析後血清クロール濃度	低いほど	8)
透析前pH	7.25未満・7.45以上	8)
透析後pH	（予後との関係を見いだせず）	8)

*尿素のsingle pool modelによる値
**β$_2$M：β$_2$-ミクログロブリン
***nPCR：標準化蛋白異化率（normalized protein catabolic rate）

● Kt

　栄養不良で痩せた患者では、体重減少に伴って患者がもつ体液量（V）が小さくなるため、同じクリアランス（K）と透析時間（t）の透析でも、分母のVが小さくなるため、計算されるKt/Vは大きくなってしまいます。

　この現象を回避するために、透析量指標としてKt/Vの"÷V"を取り除いた"Kt"を用いることが提案されています[5]。透析量指標としてのKtはいまだ広く受け入れられてはいませんが、JSDT資料に基づいた検討では、Ktが47.7Lに達するまでは生命予後が改善することが認められています[2]。

● 透析時間

　本書内で記したように、透析時間も生命予後に関連します。学会資料による解析では、5時間未満の透析時間では、時間が短いほど死亡リスクが高くなります（表1）[2]。透析時間と予後に関しては、欧米からも同様の報告があります[6,7]。

　先に挙げたHEMO studyでも、透析時間を増加させることでKt/Vを増やしていたら、違った結果が得られたのかもしれません。

● $β_2$-ミクログロブリン（$β_2$M）除去率

　本書内では詳しく触れませんでしたが、透析アミロイド症の原因となる$β_2$-ミクログロブリン（分子量約1万1000）の除去率と予後の関係についても、学会資料で報告されています。$β_2$M除去率が70％未満で死亡リスクは増大します（表1）[8]。

栄養状態関連因子

　栄養状態に関連する因子は、生命予後と深くかかわります。

● 標準化蛋白異化率（nPCR）

　透析前後の血清尿素濃度（BUN）から計算される標準化蛋白異化率（nPCR）は、患者の蛋白摂取量とほぼ等しいことが知られています。学会資料によれば、0.7g/kg/日未満の低いnPCRでは死亡リスクが増大することが示されています[1]。したがって、"蛋白摂取量が少ない患者で死亡リスクが高い"ということです。

● ％クレアチニン産生速度

　透析前後の血清クレアチニン濃度から求められる％クレアチニン産生速度は、筋肉量や運動量の指標です[9]。学会資料によれば、この％クレアチニン産

生速度は、値が低いほど死亡リスクが高くなります[1]。これは、"筋肉量（あるいは運動量）の少ない患者ほど死亡リスクが高い"ことを示しています。

● **透析前血清クレアチニン濃度**

透析によるクレアチニン除去が十分に行われている場合、透析前血清クレアチニン濃度はクレアチニン産生速度を反映します。クレアチニン産生速度は、筋肉量（ないし運動量）を反映します。

これを"<u>部屋ゴミ掃除モデル</u>"にたとえれば、ホテルの部屋のように"どの部屋も同じように掃除が行き届いている"部屋では、宿泊客がチェックアウトした直後の部屋の状態は、部屋の掃除の善し悪しではなく、宿泊客がどれだけ部屋を汚したか、に関係することに似ています（図1）。

クレアチニンは筋肉が出す毒素（ゴミ）です。つまり、どの患者（部屋）も同じように透析（掃除）が行き届いている場合、透析直前の患者身体（チェックアウト直後）のクレアチニンの溜まり具合（部屋の散らかり具合）は、透析（掃除）の善し悪しではなく、患者がどれだけクレアチニンを出したか（部屋

チェックアウト時の部屋の散らかり具合は、チェックインしたときの掃除の善し悪しではなく、客がどれだけ部屋を汚したか、によって決まる。

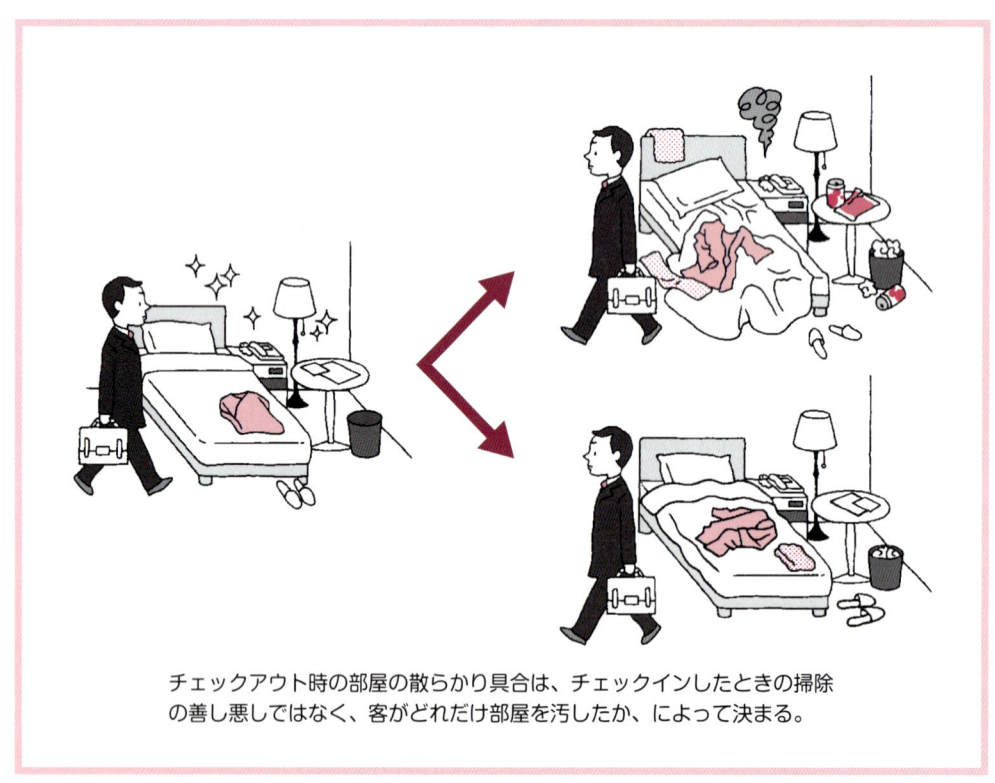

図1 チェックアウト時の部屋の散らかり具合は、掃除の善し悪しではなく、客がどれだけ部屋を汚したかを反映

の宿泊客がどれだけ部屋を汚したか）に関係します。

したがって、透析前血清クレアチニン濃度はクレアチニン産生速度を反映し、クレアチニン産生速度は筋肉量（ないし運動量）を反映しますから、血清クレアチニン濃度もまた、患者の筋肉量（ないし運動量）を反映することになります。たとえば、低い透析前血清クレアチニン濃度は、その患者の筋肉量（あるいは運動量）が少ないことを意味します。

学会資料では、透析前血清クレアチニン濃度が15mg/dL未満で、その値が低いほど死亡リスクが高くなることが示されています[10]。上記考察から、この所見は"筋肉量（あるいは運動量）の少ない患者ほど死亡リスクが高い"ことを示していると解釈できます。ただし、"透析によるクレアチニン除去が十分に行われていること"が前提です。透析前血清クレアチニン濃度が高い値でも、その理由が透析不足である場合は生命予後の改善は望めません。

● 血清アルブミン濃度

血清アルブミン濃度も血清クレアチニン濃度と同様に、患者の蛋白栄養状態の指標です。血清アルブミン濃度が4.0g/dL未満では、その値が低いほど死亡リスクが高くなります[1]。これも、低栄養が透析患者の生命予後危険因子であることを示しています。

● 血清総コレステロール濃度

学会資料によれば、180mg/dL未満の低い総コレステロール濃度と、240mg/dL以上の高い総コレステロール濃度の両者で死亡リスクが高くなります[11]。低い血清総コレステロール濃度は"不良な栄養状態"、高い血清総コレステロール濃度は"動脈硬化性疾患（心筋梗塞や脳梗塞）の危険因子"として死亡リスクを高めていると考えられています。

● body mass index（BMI）

一般にbody mass index（BMI）は肥満度の指標と考えられ、一般健常者では高すぎるBMI、すなわち肥満が問題視されます。しかし、透析患者では高いBMIによる死亡リスク増大は明らかではなく、むしろ"BMIが低いほど死亡リスクが高い"ことが示されています[1]。透析患者では肥満による悪影響よりも、低栄養（痩せ）による悪影響のほうが強いようです。

貧血関連因子

学会資料によれば、透析前ヘマトクリット（Ht）値が30～33％において、

死亡リスクがもっとも低く、Ht値がこれより高くても低くても死亡リスクは増大します[12]。

骨代謝に関連する因子

学会資料によれば、10mg/dL以上の血清カルシウム濃度、5.0mg/dL以上の血清リン濃度、そして180pg/mL以上の血清インタクトPTH濃度で死亡リスクが増大することが示されています[13]。

血圧関連因子

●血圧

一般的には、高血圧は心血管イベントや脳血管障害の危険因子であり、生命予後に対する悪化要因と考えられています。しかし、学会調査を含む透析患者における多くの観察研究は、むしろ血圧が高い患者で予後がよい、あるいは血圧が低い患者で予後が悪い傾向があることを報告しています[1,14]。

これらの報告を見ると、"透析患者の血圧は高いほうがよいのか？"と思えてしまいます。しかし、必ずしもそうではありません。

学会資料を詳細に分析した結果、高血圧の透析患者には体重増加が多いながらも、同時に栄養状態がよい患者が多く（よく食べている患者が多い）、このことが高血圧患者の良好な生命予後と関係した可能性が指摘されています[15]。したがって、"血圧は高いほうがよい"と単純にはいえません。実際、フランスのCharraらは、1回8時間の長時間透析を行うことによって患者の血圧が低下し、生命予後も改善することを報告しています[6]。

●降圧薬

学会資料の分析により、降圧薬（とくにレニン-アンジオテンシン系阻害薬）を使用している患者は、それを使用していない患者よりも生命予後がよいことが報告されています[16]。高血圧に対して、降圧薬を適宜使用したほうが生命予後が改善する、ということです。

●脈拍

脈拍も予後と関係します。学会資料に基づいた分析から、脈拍70拍/min以上では脈拍が速いほど死亡リスクが増大することが示されています[17]。

●除水速度

過大な体重増加や過大な除水速度は、死亡リスクを増大させることが学会資料から示されています[1,7]。海外からも同じような報告があります[6]。

電解質と生命予後

各種電解質と生命予後との関係については、表1に示しました[8]。

これですっきり！わかるPOINT

- 日本透析医学会統計調査では、調査対象施設の全患者を電子的データベースに登録し、その予後を追跡している。
- 1990年代以降は、この統計調査に基づいて、個々の患者の因子と生命予後との関係が解析されるようになった。

引用・参考文献

1) 日本透析医学会統計調査委員会. わが国の慢性透析療法の現況（2001年12月31日現在）. 東京, 日本透析医学会, 2002.
2) 鈴木一之ほか. 血液透析条件・透析量と生命予後―日本透析医学会の統計調査結果から―. 透析会誌. 43(7), 2010, 551-9.
3) Chertow GM, et al. Exploring the reverse J-shaped curve between urea reduction ratio and mortality. Kidney Int. 56(5), 1999, 1872-8.
4) Eknoyan G, et al. Effect of dialysis dose and membrane flux in maintenance hemodialysis. N Engl J Med. 347(25), 2002, 2010-9.
5) Lowrie EG, et al. Primary associates of mortality among dialysis patients: trends and reassessment of Kt/V and urea reduction ratio as outcome-based measures of dialysis dose. Am J Kidney Dis. 32(6 Suppl 4), 1998, s16-s31.
6) Charra B, et al. Survival as an index of adequacy of dialysis. Kidney Int. 41(5), 1992, 1286-91.
7) Saran R, et al. Longer treatment time and slower ultrafiltration in hemodialysis: associations with reduced mortality in the DOPPS. Kidney Int. 69(7), 2006, 1222-8.
8) 日本透析医学会統計調査委員会. 図説わが国の慢性透析療法の現況（2009年12月31日現在）. 東京, 日本透析医学会, 2010.
9) Shinzato T, et al. New method to calculate creatinine generation rate using pre- and postdialysis creatinine concentrations. Artificial Organs. 21(8), 1997, 864-72.
10) 日本透析医学会統計調査委員会. わが国の慢性透析療法の現況（2000年12月31日現在）. 東京, 日本透析医学会, 2001.
11) 日本透析医学会統計調査委員会. 図説わが国の慢性透析療法の現況（2004年12月31日現在）. 東京, 日本透析医学会, 2005.
12) 2008年版日本透析医学会「慢性腎臓病患者における腎性貧血治療のガイドライン」. 透析会誌. 41(10), 2008, 661-716.
13) Nakai S, et al. Effects of serum calcium, phosphorous, and intact parathyroid hormone levels on survival in chronic hemodialysis patients in Japan. Ther Apher Dial. 12(1), 2008, 49-54.
14) Kalantar-Zadeh K, et al. Reverse epidemiology of hypertension and cardiovascular death in the hemodialysis population : the 58th annual fall conference and scientific sessions. Hypertension. 45(4), 2005, 811-7.
15) Iseki K, et al. Prevalence and determinants of hypertension in chronic hemodialysis patients in Japan. Ther Apher Dial. 11(3), 2007, 183-8.
16) Iseki K, et al. Higher survival rates of chronic hemodialysis patients on anti-hypertensive drugs. Nephron Clin Pract. 113(3), 2009, c183-c190.
17) Iseki K, et al. Tachycardia as a predictor of poor survival in chronic haemodialysis patients. Nephrol Dial Transplant. 26(3), 2011, 963-9.

2 生命予後か？ QOLか？

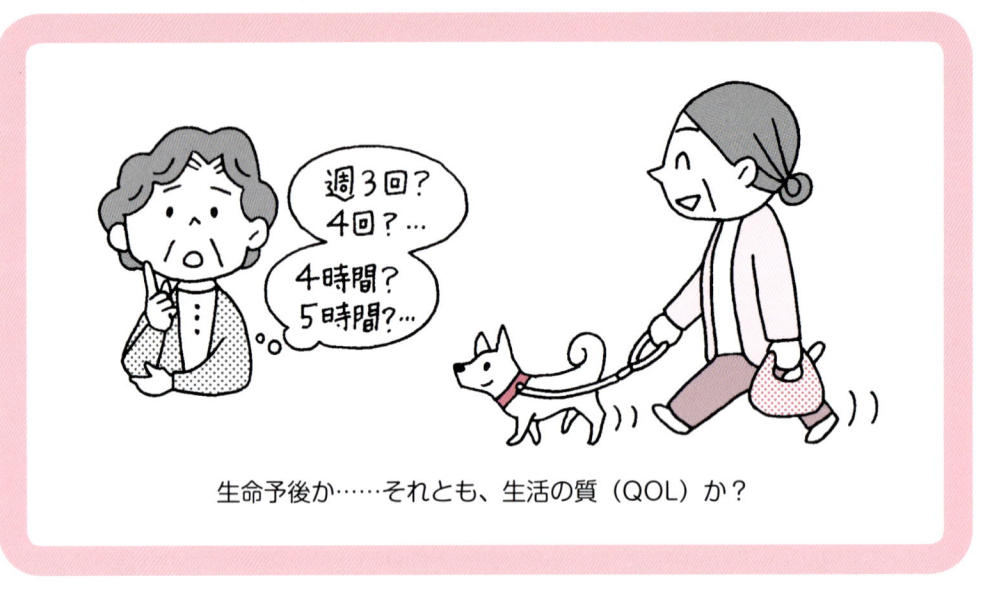

生命予後か……それとも、生活の質（QOL）か？

生活の質（QOL）と生命予後

　患者の生命予後を改善する"戦略"のひとつに、"科学的に明らかにされた生命予後改善策を積み上げる"方法があります。前節では、日本透析医学会統計調査資料から明らかにされた生命予後に関連する因子について記しました。

　透析患者の生命予後を改善するための戦略として、前節で示したさまざまな条件、たとえば"Kt/Vは1.8を超えない範囲でなるべく大きくする""透析時間は少なくとも5.0時間以上は確保する""除水速度は過大にならない範囲に限定する""蛋白摂取量は0.7～1.1g/kg/dayを維持する"などの条件を一つひとつ積み上げていく方法が考えられます。

　これらの条件は前節に記したように、透析患者の生命予後に影響を与えることが科学的に明らかにされた条件なので、これらを積み上げれば透析患者の生命予後は確実に改善するはずです。

　しかしながら、このように積み上げられた生命予後最善化策が、個々の患者の"happyな透析"にただちにつながるかということについては少し疑問が生じます。たとえば、透析時間を6時間とした場合、確かに生命予後の改善は期

待できるかもしれませんが、これは同時に、"患者の1日の生活時間のなかから、少なくとも6時間を透析医療のために割く"ことを意味します。

患者の生活リズムによっては、仕事に差し支えたり、睡眠時間が短くなったりするかもしれません。また、患者が透析中に苦痛を感じている場合、その苦痛が延長されることになりかねません。これらは、患者の生活の質（quality of life：QOL）を悪化させてしまう恐れがあるように思います。

血流量の場合でも、血流量を大きくした結果、シャントに痛みを感じたり不均衡症候群が強く出たりすれば、やはりQOLを悪化させてしまう可能性があります。つまり、"生命予後を最善にする透析"が"生活の質を最善にする"とは必ずしもいえない可能性があります。

健康関連QOL（HRQOL）

HRQOLとは

QOLといっても、痛みやかゆみといった健康状態に直接関連した内容から、収入や住環境、あるいは生き甲斐など、経済的、社会的、最後には哲学的内容まで、さまざまなものがあります。これらすべてを考慮することは困難ですし、生き甲斐などの高次元なQOLを透析処方と直接結びつけて考えることにも無理があります。

そこで、これら幅広いQOLのなかから、患者自身が主観的に感じる"健康度"に直接関連した側面だけを取り出して、QOLを評価しようとする考え方があります。このようなQOLを、"健康関連QOL（HRQOL）"と呼びます。

HRQOLの尺度 "SF-36"

HRQOLを測定する尺度（ものさし）としてさまざまなものが提案されていますが、もっとも広く使われているのはSF-36という指標です[1]。SF-36は患者自身が回答する36の質問項目から成り立っており、8つの尺度について"0"から"100"までの数字が出力されます（表1）。これは、子供の学業成績が「国語」「算数」「理科」「社会」などの各科目について、"0点"から"100点"までの点数として評価されることに似ています。

SF-36は透析患者専用に作られた尺度ではありません。しかし、SF-36に腎疾患患者用の質問項目を付け加えたKDQOLという指標もあります。KDQOLにはSF-36の内容がすべて含まれています。

表1 SF-36で出力される8つの尺度とその解釈（文献2より引用）

サブスケール	スコアーの解釈	
	低い	高い
身体機能（PF）	健康上の理由で、入浴または着替えなどの活動を自力で行うことが、とても難しい。	激しい活動を含むあらゆるタイプの活動を行うことが可能である。
身体機能障害による役割制限（RP）	過去1カ月間に仕事や普段の活動をしたときに身体的な理由で問題があった。	過去1カ月間に仕事や普段の活動をしたときに、身体的な理由で問題がなかった。
痛み（BP）	過去1カ月間に非常に激しい体の痛みのためにいつもの仕事が非常に妨げられた。	過去1カ月間に体の痛みは全然なく、体の痛みのためにいつもの仕事が妨げられることはまったくなかった。
社会機能制限（SF）	過去1カ月間に、家族、友人、近所の人、その他の仲間との普段のつきあいが、身体的あるいは心理的な理由で非常に妨げられた。	過去1カ月間に、家族、友人、近所の人、その他の仲間との普段のつきあいが、身体的あるいは心理的な理由で妨げられることはまったくなかった。
全体的健康観（GH）	健康状態がよくなく、徐々に悪くなっていく。	健康状態は非常によい。
活力（VT）	過去1カ月間、いつでも疲れを感じ、疲れはてていた。	過去1カ月間、いつでも活力にあふれていた。
精神機能障害による役割制限（RE）	過去1カ月間、仕事や普段の活動をしたときに心理的な理由で問題があった。	過去1カ月間、仕事や普段の活動をしたときに心理的な理由で問題がなかった。
精神状態（MH）	過去1カ月間、いつも神経質でゆううつな気分である。	過去1カ月間、落ち着いていて、楽しく、穏やかな気分であった。

　SF-36やKDQOLなどを用いて評価されるHRQOLと透析処方との関係については、現在までに数多くの研究報告があります。しかし残念ながら、そのいずれもが明確な関係を見出せていません。

　Spiegelらは、HRQOLとKt/Vとの関係について、すでに発表された19本の研究論文に記載された解析結果を統合して分析し直し、やはりKt/VとHRQOLの間に明確な関係を認めなかったことを報告しています[3]。

なぜKt/VはQOLと関係しないのか？

　透析量の指標であるKt/Vは生命予後に強く影響します。しかし、なぜKt/VはHRQOLと関係しないのでしょうか？

　高井らは1,877人の血液透析患者のKt/VとHRQOLとの関係を、患者の筋肉

量に着眼して分析した結果を報告しています[4]。透析前後の血清クレアチニン濃度から計算される％クレアチニン産生速度は、筋肉量あるいは運動量の指標です。

　この研究では、対象患者を％クレアチニン産生速度の値によって、その値が低い群と高い群の2群に分割し、それぞれの群についてKt/VとHRQOLとの関係を分析しています。％クレアチニン産生速度が低い群は"筋肉量が少ない群"、逆に高い群は"筋肉量が多い群"と考えることができます。

　分析の結果、"筋肉量が少ない"と考えられる群では、"大きなKt/V（十分な透析）"は"不良なHRQOL"と関係する傾向があったのに対して（図1）、"筋肉量が多い"と考えられる群では、"大きなKt/V"が"良好なHRQOL"と関係する傾向が認められたことが報告されています（図2）[4]。

　今、仮に"筋肉量の少ない"患者を"体力のない"患者、"筋肉量の多い"患者を"体力のある"患者と考えるとするなら、体力のある患者に対して十分な透析を行うことは、生命予後だけでなくQOLを改善することにもつながりますが、体力のない患者に対して十分な透析を行うと、かえってQOLを悪化させてしまう可能性があることを、この結果は示しています。

　高井らの研究では、透析時間とHRQOLとの関係についても分析しています。Kt/Vと同様、"筋肉量が少ない"と考えられる患者では、"長い透析時間"は"不良なHRQOL"と関係する傾向があったのに対して（図3）、"筋肉量が多い"と考えられる患者では、"長い透析時間"が"良好なHRQOL"と関係する傾向が認められています（図4）[4]。体調が悪いときの長時間透析は、患者にとってつらいといえるのかもしれません。

　単位時間当たりのKt/Vである"(Kt/V)/t"は、血流量に関係する指標です。上記研究では、この(Kt/V)/tについても同様に、"筋肉量が少ない"と考えられる患者では"大きな(Kt/V)/t（≒大きな血流量）"は"不良なHRQOL"と関係する傾向があったことを報告しています[4]。

　上記結果を総合すると、体力のない患者にとっては、長い透析時間も大きな血流量も、つらいことである可能性を示しているのかもしれません。これに対して体力のある患者にとっては、長時間透析や透析効率の高い透析を行うことによって、さらに体調をよくできる可能性があることを示しているのかもしれません。

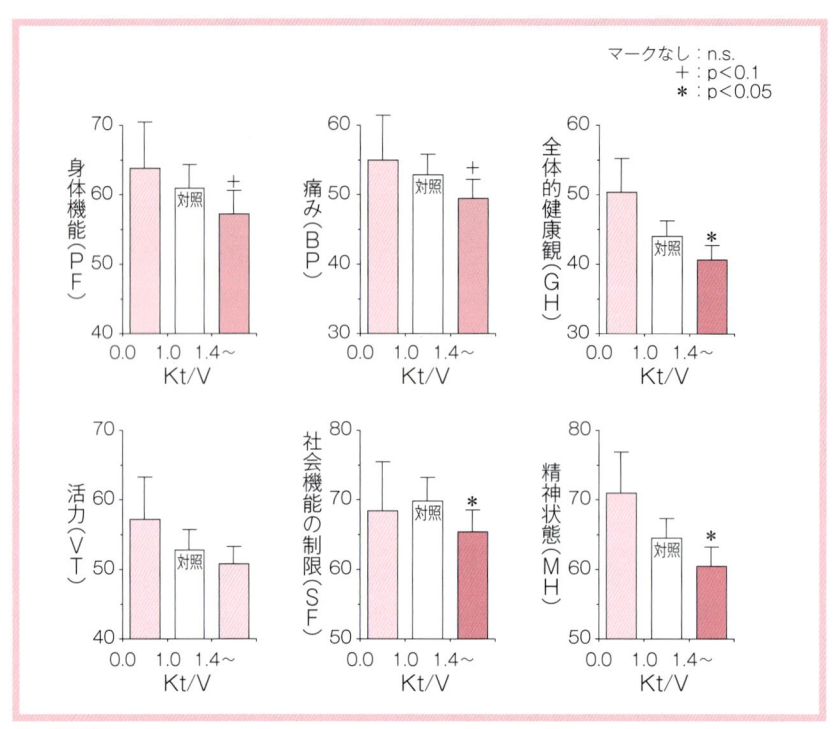

図1 Kt/VとHRQOL（％クレアチニン産生速度：低値群）（文献4を基に作成）

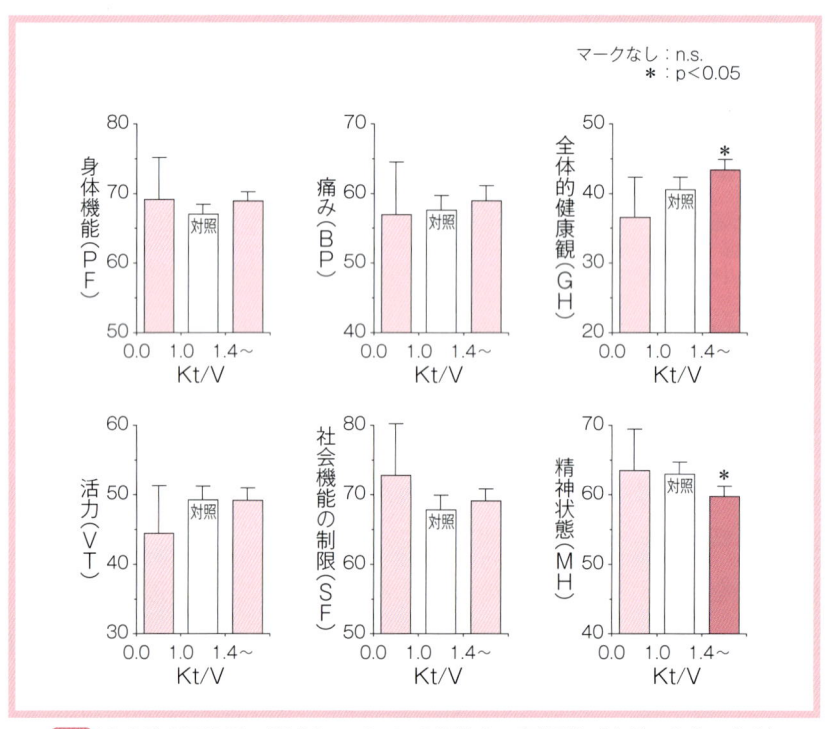

図2 Kt/VとHRQOL（％クレアチニン産生速度：高値群）（文献4を基に作成）

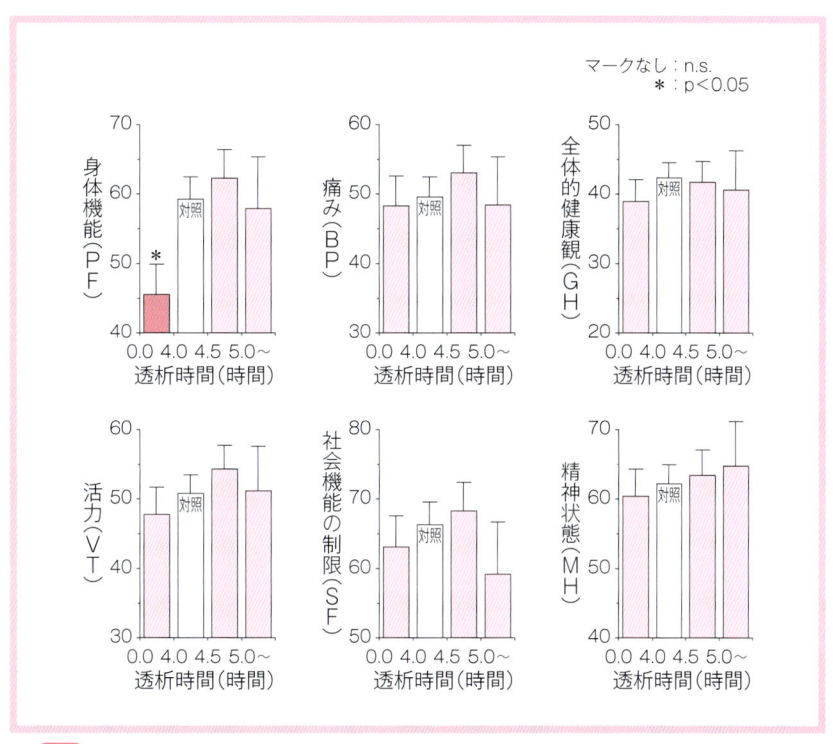

図3 透析時間とHRQOL(%クレアチニン産生速度:低値群)(文献4を基に作成)

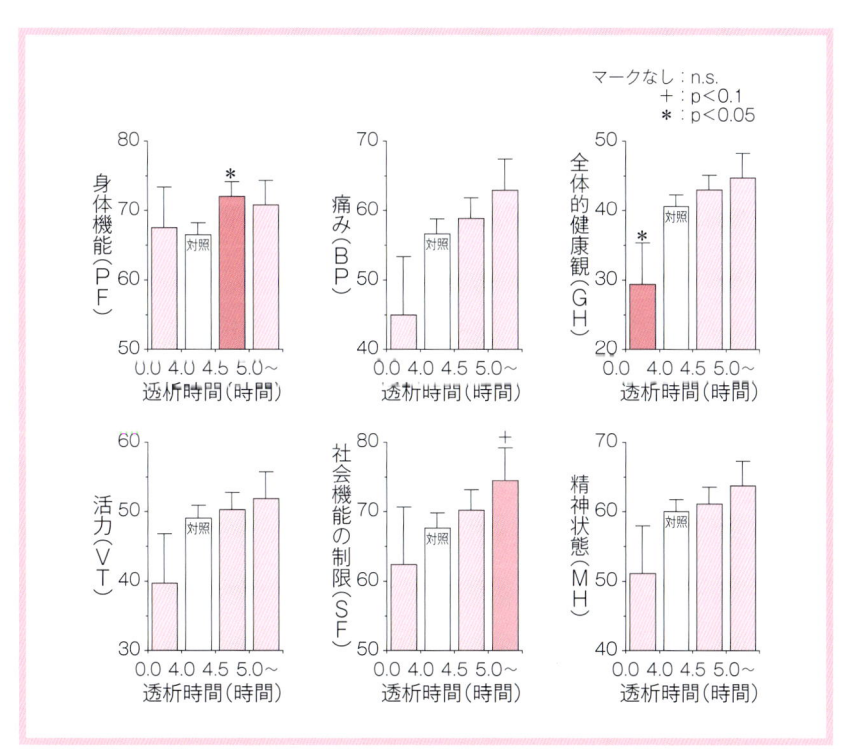

図4 透析時間とHRQOL(%クレアチニン産生速度:高値群)(文献4を基に作成)

治療方法選択とQOL

　Boatengらは、血液透析患者と腹膜透析患者のHRQOLに関する比較検討結果を報告した26本の研究論文を統合して分析し直した結果、血液透析患者と腹膜透析患者のHRQOLに大きな差はなかったことを報告しています[5]。ただ、詳細に検討すると、身体機能に関連したHRQOL指標では血液透析患者のほうが良好な傾向があるようです。

生命予後かあるいはQOLか？

　上記を総合すると、"生命予後を最善化する透析"と"QOLを改善する透析"は必ずしも"一致しない"可能性があります。したがって、"生命予後かあるいはQOLか？"という問いに対しての答えは、"患者の状態や要望による"とならざるを得ないように思われます。

　合併症が少なく、身体状態が良好で体力のある患者に対しては、透析時間の長い透析量を多くとった透析が、生命予後とともにQOLをも改善することが期待できます。

　しかし、合併症を多くもち、すでに体力を失った患者に対して透析量を多く確保することは、患者の医学的身体状態を改善するとしても患者の主観的苦痛を増してしまう結果になる可能性があります。患者の状態をよく観察し、また訴えをよく聴いて、今行っている治療が患者のQOLを損なっていないか、つねに注意を払う必要があります。

　体力のある患者についても、生命予後とQOLをともに改善することは必ずしも簡単ではないように思われます。たとえば、医学的に長時間透析がよいことがわかっていても、患者の社会的環境、とくに就労時間との両立が難しい可能性があるからです。患者は一般に、"お金のこと"や"職場・家庭の事情"を医療者に話したがりません。透析時間をはじめとする透析条件の変更に関連して、患者が"明確な理由なく意固地になる"ことがあれば、患者の就労環境や家庭環境への負担になっていないか、配慮する必要があります。

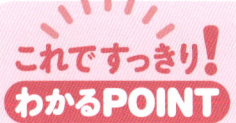

> **これですっきり！わかるPOINT**
> - 患者自身がQOLのなかから主観的に感じる"健康度"に直接関連した側面を取り出して評価する"健康関連QOL（HRQOL）"がある。
> - 生命予後に強く影響するKt/VとHRQOLが関係しない理由として、体力のない患者にとって長い透析時間も大きな血流量も苦痛となっている可能性が考えられる。
> - "生命予後を最善化する透析"と"QOLを改善する透析"は必ずしも一致しないと思われる。

引用・参考文献

1) Fukuhara, S. et al. Translation, adaptation, and validation of the SF-36 Health Survey for use in Japan. Journal of Clinical Epidemiology. 51(11), 1998, 1037-44.
2) 高井一郎ほか．透析患者のQOL：SF-36を用いた試み．臨床透析．13(8), 1997, 1107-13.
3) Spiegel, BM. et al. Biomarkers and health-related quality of life in end-stage renal disease : a systematic review. Clin J Am Soc Nephrol. 3(6), 2008, 1759-68.
4) Takai, I. et al. Effect of creatinine generation rate on the relationship between hemodialysis prescription and health-related quality of life. J Artif Organs. 5, 2002, 123-31.
5) Boateng, EA. et al. The impact of dialysis modality on quality of life: a systematic review. J Ren Care. 37(4), 2011, 190-200.

3 理想の透析とは？

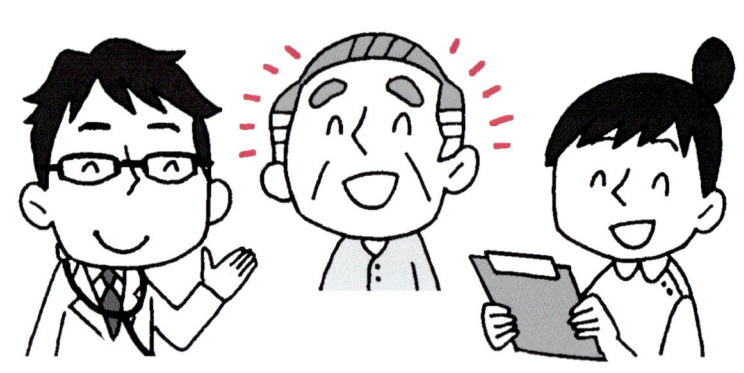

医学的観点、患者の視点からみた理想の透析とは？

　"理想の透析"に関する議論は、前節に記した"生命予後か生活の質か"に関する議論にかなり近い議論です。

医学的観点からみた理想の透析

　はじめに、"医学的観点"からみた理想の透析を考えてみましょう。"透析医療における医学的理想"とは何でしょうか？　それは、"腎機能が正常な健常者と同等の生命予後をまっとうできる透析"であると思います。

　日本透析医学会では、わが国の慢性維持透析患者の平均余命を計算して報告しています(図1)[1]。この報告によれば、わが国の慢性維持透析患者の平均余命は、同性同年齢の健常者余命の"約半分"でしかありません。この平均余命を健常者のそれに少しでも近づけるためには、すでに述べたとおり、"科学的に明らかにされた生命予後を改善するための治療条件"を一つひとつ積み上げていく必要があります。

　まず第一に透析回数は週3回ではなく週7回、毎日行う必要があるでしょう。週3回以上の頻回透析は、患者の身体状態や生命予後を劇的に改善する可能性があります。透析時間もなるべく長くしたほうがよさそうです。したがって、医学的観点からみた理想の透析は"1日24時間、1年365日、透析しつつ

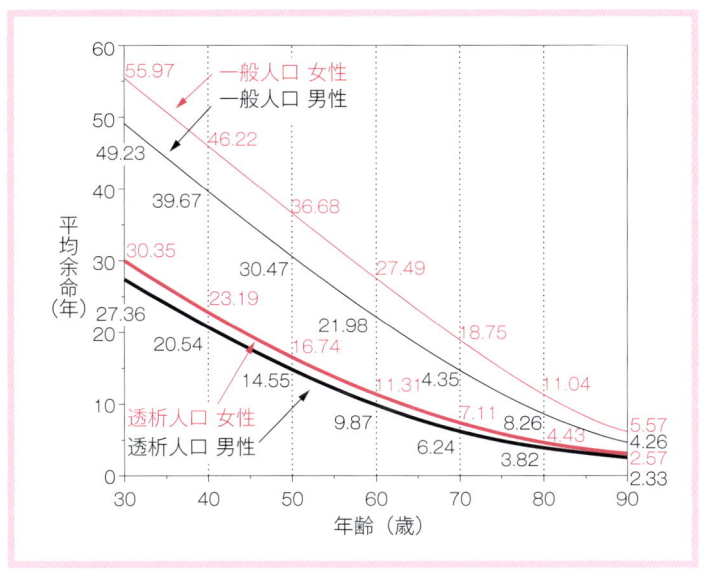

図1 わが国の慢性維持透析患者の平均余命 (文献1より転載)

ける透析"に限りなく近づいていくように思われます。

患者の視点からみた理想の透析

次に、"患者の視点"からみた理想の透析を考えてみましょう。上記の医学的理想である"健常者と同等の生命予後をまっとうできる透析"は、患者の視点からも間違いなく理想の透析のひとつでしょう。

しかし、別の視点もあります。日々を生活する患者にとって、透析医療はさまざまな意味で負担です。この視点に立つと、患者にとっては"透析をしなくてもよい透析"がもっとも望ましい透析といえるのではないでしょうか。透析する必要がなければ、生活リズムを透析導入前の状態に戻すことができます。"透析から離れる"ことができるのです。患者の視点に立つとき、"透析しない透析"は、ひとつの理想であると思います。

個々の患者で決定する理想の透析

医学的には"透析し続ける透析が理想"、しかし一方で患者の視点からは"透析しない透析が理想"では、まったく両立しません。困りました。

上記を両立できる治療法がひとつだけあります。腎移植です。しかし、腎移植を受けられる患者は、さまざまな事情によっていまだ末期腎不全患者のごく

一部にとどまっています。大部分の末期腎不全患者は透析医療を受けざるを得ません。また腎移植を受けたとしても、拒絶反応を防止するための免疫抑制剤を長期間服用し続ける必要があり、健常者と完全に同じになるわけではありません。

　理想を実現するためにそのほかの手段として、透析装置を小型化して体内に埋め込み、日常生活を送りながら持続的に透析する方法も考えられます。しかし技術的ハードルが高く、いまだ実用化していません。

　結局、現在の透析医療は、血液透析も腹膜透析も、"理想"の観点からみれば"透析し続ける透析"と"透析しない透析"の間でせめぎあった結果、ひねり出された妥協の産物であるように思われます。

　極論すれば、"妥協の産物"でしかない現在の透析。その"妥協点"をどこに求めるかは、"患者身体の医学的要請"と"患者の価値観や生活環境"の両者を勘案して、本来は個々の患者ごとに慎重に決定すべきです。この観点からみると、現在の透析医療環境は"選択自由度が高い"とは必ずしもいえないように思います。

　血液透析に関していえば、"透析回数を週3回以上にしたい"と患者や医療者が考えても、病床運用の制約で実現には大きな困難が伴います。透析時間を1回5時間以上確保することも同様です。患者側の都合だけでなく、医療機関側にも問題が生じるのです。

　この場でどんなに"理想"を語っても、現在のわが国の血液透析医療環境には、"週3回、1回4〜5時間の血液透析"以外の選択肢を受け入れる余地は、ほとんどないのが現状です。在宅血液透析を適応すれば比較的自由な透析スケジュールが可能ですが、今度は在宅血液透析を適応するための高いハードルが存在します。

変則スケジュールの透析医療の可能性

　ただ、近い将来、上記の状況が変化する可能性があります。日本透析医学会の報告によれば、わが国の透析人口は2021年頃に35万人弱で最多となり、その後は徐々に減少していく、と予想されています（図2）[2]。

　血液透析医療環境に自由度が乏しいのは、"透析病床に余裕がない"からです。近い将来に透析人口が減っていくのであれば、透析病床は徐々に"余っ

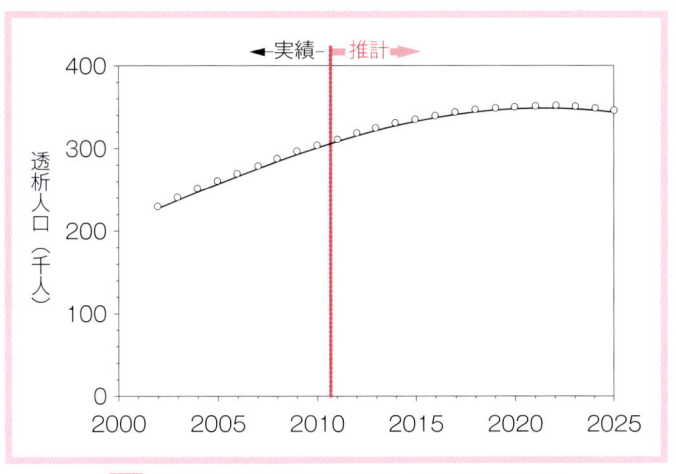

図2 わが国の透析人口将来推計（文献2より転載）

て"いくことになります。その余った透析病床を、仮に"変則スケジュールの透析医療"に振り向けることができれば、連日透析や長時間透析を、少なくとも今よりは気軽に選択できるようになるかもしれません。そうなって欲しいと願っています。

これですっきり！わかるPOINT

- 医学的観点からみた理想の透析とは、"腎機能が正常な健常者と同等の生命予後をまっとうできる透析"である。患者の視点からみた理想の透析とは、"透析をしなくてもよい透析"である。この2つを両立できるのは腎移植であるが、ごく一部の患者にとどまっている。
- 近い将来の透析人口減少で生じる余裕は、"変則スケジュール透析"の選択の可能性を生むかもしれない。

引用・参考文献

1) 中井滋ほか．わが国の慢性透析療法の現況（2005年12月31日現在）．日本透析医学会雑誌．40(1), 2007, 1-30.
2) 中井滋ほか．わが国の慢性維持透析人口将来推計の試み．日本透析医学会雑誌．45(7), 2012, 599-613.

確認テスト

問題 1 日本透析医学会統計調査では、どのような因子が透析患者の生命予後と関係することが報告されているでしょうか。以下の観点から代表的な指標を挙げましょう。

①基礎的患者背景
②透析処方関連因子
③栄養状態関連因子
④貧血関連因子
⑤骨代謝関連因子
⑥血圧関連因子
⑦電解質

2 透析患者において、肥満と痩せでは問題とされるのはどちらですか。

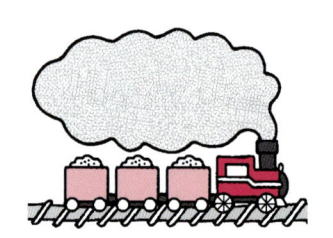

解答 A

❶ 第7章1の表1（p.170）を参照ください。

❷ 肥満度の指標として、身長と体重から計算されるbody mass index（BMI）があります。BMIは以下の計算式により算出されます。

BMI(kg/m^2)＝体重(kg)÷{身長(m)}^{2}

日本透析医学会統計調査資料によるBMIと血液透析患者の生命予後との関係を図1に示しました[1]。一般に、BMIの標準値は22、18.5未満は痩せ、25以上は肥満とされます。

図1でのBMIの区分は、痩せや肥満の区分と完全には一致しませんが、18未満の"痩せ"と考えられる患者の死亡リスクが非常に高いのに比して、26以上の"肥満"と考えられる患者の死亡リスクは必ずしも明らかではありません。すなわち、透析患者では、肥満の悪影響よりも痩せの悪影響のほうが強いと考えられます。

実際、2011年末の調査報告によれば、調査対象患者全体のBMIの平均は21.4（±4.1、s.d.）、BMIが26以上で肥満と考えられる患者は10.2％であったのに対して、BMIが18未満の痩せと考えられる患者は16.5％を占めており、透析患者には肥満患者より痩せている患者のほうが多く認められます。

同じ日本透析医学会調査資料によれば、透析患者のBMIの平均値は透析歴が長い患者ほど低いことが示されています[2]。これは透析を長く続けるに従って痩せていく可能性があることを示しており、透析患者では低栄養が大きな問題であると考えられます。

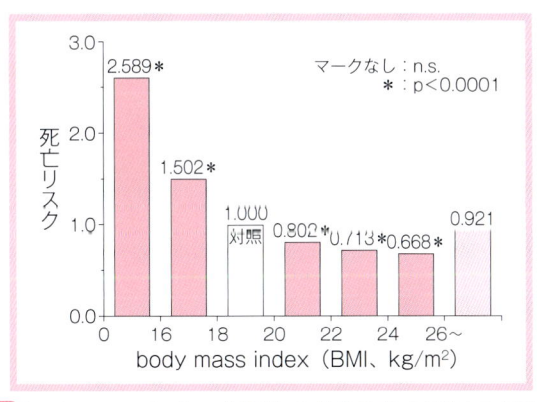

図1 body mass index（BMI）と生命予後（文献1より転載）

引用・参考文献

1）日本透析医学会統計調査委員会．わが国の慢性透析療法の現況（2001年12月31日現在）CD-ROM版．東京，日本透析医学会，2002．
2）日本透析医学会統計調査委員会．わが国の慢性透析療法の現況（2000年12月31日現在）．東京，日本透析医学会，2001．

INDEX

■ 数字・欧文

%クレアチニン産生速度…171
２型糖尿病…104
AKI…101
AKIN分類…101
APD…58
BMI…173
body mass index…173
BUNのリバウンド…25
CAPD…21
CKD…100, 108
CKD-MBD…156
CKDの重症度分類…102
DFPP…55
DHP…57
DW…136, 141
ECUM…50
EPS…93
GFR…111
GFR評価の落とし穴…112
HD…46
HDF…51
HDP…76
HF…48
HRQOL…177
Kt…171
Kt/V…10, 11, 14, 169
　──とHRQOL…180
　──と死亡のリスクの関係…18
　──の考え方…15
nPCR…171
on-line HDF…51
PA…56
PD…58
PD-first…92
PD-last…92
push/pull HDF…52
QOL…67, 176
SF-36…177
TAC urea…67, 68
$β_2$-ミクログロブリン…71
　──除去率…171

■ あ行

アフェレシス…53
アミロイド骨関節症…157
アルブミン…103
イーカム…50
イライラ…152
医療費…67
運動神経障害…153
栄養状態…171
オーダーメイド透析…90

■ か行

拡散…42
下肢のだるさ…152
合併症…9
かゆみ…148　⇒瘙痒症
患者数の推移…90
感染症…119
起座呼吸…115
急性腎障害…101
禁煙…110
クリアスペース…12
クリアランス…14, 23, 31
けいれん発作…115
血圧…136, 174
　──が高くなるおもな原因…142
　──低下…135
　──のコントロール…109
血液透析…46
　──の透析量…27
血液透析療法の説明…123
血液透析濾過…51
血液濾過…48
血漿吸着療法…56
血漿交換療法…53
血清アルブミン濃度…173
血清クレアチニン値…112
血清総コレステロール濃度…173
血流量…31

健康関連QOL…177
顕性腎症期…103
原発性糸球体疾患の分類…105
降圧薬…174
　──治療…138
高カリウム血症…116
　──の薬物療法…117
高血圧…118, 140, 161
高リン血症…118
呼吸困難…115
骨関節疾患…161
骨関節痛…155
　──をきたす主な疾患…156
骨代謝…174
骨ミネラル代謝異常症…156
昏睡…115

■ さ行

在宅血液透析…88
在宅透析…87
残存腎機能…28
糸球体濾過値…111
持続携行式腹膜透析…22
至適透析…8
至適腹膜透析量…22
自動腹膜透析…58
出血傾向…118
循環器症状…115
消化器症状…116
食事…142
食事療法…137
除水速度…72, 174
除水量…138
腎移植の説明…124
心機能…137
腎機能…111
　──の評価…110
腎硬化症…106
腎症前期…102
腎性貧血…117, 145
腎代替療法…114
　──の開始時期…121

浸透…41, 43
浸透圧…41
心嚢炎…116
腎不全期…103
腎不全の進行速度…122
睡眠障害…153
スキンケア…149
頭痛…159
生活環境…142
生活の質…176
生活の視点…86
生命予後…8, 168, 176
　　──決定因子…170
早期腎症期…102
早期透析導入…125
瘙痒症…119, 149　⇒かゆみ

■た行
ダイアライザ…15
　　──におけるクリアランス…16
体液量…10
代謝性アシドーシス…118
多発性嚢胞腎…106
短時間頻回透析…75
単純アフェレシス…53
単純血漿交換療法…53
蛋白制限食…109
中枢神経症状…115
長時間透析…75
直接血液灌流法…57
低栄養…119
鉄欠乏性貧血…145
電解質…175
透析…42
透析液の毒素濃度…21
透析液流量…31
透析回数…64

透析患者の頭痛の原因…160
透析時間…70, 171
　　──とHRQOL…181
　　──と死亡のリスク…72
透析人口将来推計…187
透析低血圧への一般的対策…139
透析前血清クレアチニン濃度
　　…172
透析量…11, 23, 30
透析療法期…103
導入基準…125
糖尿病性腎症の臨床経過…104
動脈硬化…110
ドライウエイト…136

■な行
二次性高血圧…142
二重膜濾過血漿分離交換法…55
日本透析医学会統計調査資料
　　…168
尿酸濃度…65
尿素クリアランス…70
尿毒素…12

■は行
肺水腫…115
半透膜…40
飛行機降機タイムラグ・モデル
　　…24, 71
被嚢性腹膜硬化症…93
標準化蛋白異化率…171
貧血…144, 173
　　──の鑑別診断に有用な検査項
　　　目…146
不快感…152
不均衡症候群…25, 160
腹膜透析…20, 58, 92

　　──における排液量とクリアラ
　　　ンスの関係…20
　　──の透析量…25, 28
腹膜透析療法の説明…122
服薬アドヒアランス…141
浮腫…117
不眠…153
分子量とクリアランスの関係…32
平均時間尿素濃度…67
ベッド運用…64
　　──効率…67
部屋ゴミ掃除モデル…11, 66, 172
保湿剤…149

■ま行
膜面積…31
末梢神経障害…153
末梢神経症状…115
慢性維持透析患者の平均余命
　　…185
慢性腎炎…104
慢性腎臓病…100, 108
慢性腎不全…100, 108, 114
脈拍…174

■や行
輸血…147
抑うつ状態…162

■ら行
旅行透析…94
レストレスレッグス症候群…115, 153
連日在宅血液透析…79
連日透析…78
濾過…43

編者紹介

●**中井 滋**（なかい しげる）
藤田保健衛生大学医療科学部臨床工学科教授、医師、医学博士

1989年名古屋大学医学部卒業。名古屋大学医学部附属病院在宅管理医療部講師、藤田保健衛生大学短期大学専攻科准教授を経て、2010年より現職。
1992年より日本透析療法学会（当時。現日本透析医学会）統計調査実務に携わる。現在は同学会統計調査委員会解析小委員会副委員長。
趣味はアニメ、歌。ただし"下手の横好き（主にアニソン、最近は初音ミク、MISIA）"。そのほかは車。ただし、実車ではなくGranTourismo5。実物大視野角を実現する40インチモニタ×3面＋T500RSによる専用環境を持つ。やはり"下手の横好き（アーケードF40〈SH、AT、ABS1、他Off〉、ニュル北7分39秒7）"。

●**杉山 敏**（すぎやま さとし）
社会医療法人名古屋記念財団金山クリニック院長

1969年名古屋大学医学部卒業。1973年から社会保険中京病院腎臓科にて、腎炎・ネフローゼ、水・電解質異常、透析患者の診療、1974年から腎移植患者の内科診療にも従事。1978年から1年間、米国Georgetown大学でClinical Nephrology Fellowとして研鑽し、前病院に復職。2000年より藤田保健衛生大学医学部腎内科教授として、透析・腎移植を含めた総合的な腎臓内科医の育成を実施。2010年4月から現職。

本書は、小社刊行の雑誌『透析ケア』14巻2号の特集「イラストとたとえでわかる！透析の量と方法」に大幅な加筆・修正を加え単行本化したものです。

たとえイラストですっきりわかる至適透析（してきとうせき）
―患者（かんじゃ）さんにぴったりな透析（とうせき）の量（りょう）と方法（ほうほう）

2013年7月10日発行　第1版第1刷

編　著	中井 滋，杉山 敏（なかい しげる　すぎやま さとし）
発行者	長谷川 素美
発行所	株式会社メディカ出版
	〒532-8588
	大阪市淀川区宮原3-4-30
	ニッセイ新大阪ビル16F
	http://www.medica.co.jp/
編集担当	野口晴美／下村美貴
編集協力	中倉香代
装　幀	森本良成
本文イラスト	八代映子
印刷・製本	株式会社NPCコーポレーション

© Shigeru NAKAI & Satoshi SUGIYAMA, 2013

本書の複製権・翻訳権・翻案権・上映権・譲渡権・公衆送信権（送信可能化権を含む）は、(株)メディカ出版が保有します。

ISBN978-4-8404-4495-8　　　　Printed and bound in Japan

当社出版物に関する各種お問い合わせ先（受付時間：平日9：00～17：00）
●編集内容については、編集局 06-6398-5048
●ご注文・不良品（乱丁・落丁）については、お客様センター 0120-276-591
●付属のCD-ROM、DVD、ダウンロードの動作不具合などについては、デジタル助っ人サービス 0120-276-592